教育部重大攻关项目"社会管理体制创新研究"
项目编号：11JZD026

建构整合型精神卫生社会服务模式

——家庭资源与政策资源的视角

邓明国 著

中国社会科学出版社

图书在版编目(CIP)数据

建构整合型精神卫生社会服务模式：家庭资源与政策资源的视角/
邓明国著.—北京：中国社会科学出版社，2016.11
ISBN 978 - 7 - 5161 - 9588 - 8

Ⅰ.①建…　Ⅱ.①邓…　Ⅲ.①精神卫生—卫生服务—服务模式
Ⅳ.①R749

中国版本图书馆 CIP 数据核字(2016)第 325534 号

出 版 人	赵剑英
责任编辑	耿晓明
责任校对	张依婧
责任印制	李寡寡

出　　版	中国社会科学出版社
社　　址	北京鼓楼西大街甲 158 号
邮　　编	100720
网　　址	http://www.csspw.cn
发 行 部	010 - 84083685
门 市 部	010 - 84029450
经　　销	新华书店及其他书店

印　　刷	北京明恒达印务有限公司
装　　订	廊坊市广阳区广增装订厂
版　　次	2016 年 11 月第 1 版
印　　次	2016 年 11 月第 1 次印刷

开　　本	710 × 1000　1/16
印　　张	13.5
插　　页	2
字　　数	235 千字
定　　价	49.00 元

前　　言

目前我国有 1.73 亿成年人患有精神疾病，其中，近 1.58 亿人从未接受过任何精神卫生专业治疗，形势严峻；另一方面，精神卫生服务在我国整个卫生服务体系中又处于边缘。因此，我们急需建构合理有效的精神卫生服务体系，而在这一体系中，对精神障碍患者的照料方式又是其核心内容。

如何对待精神障碍患者，是长期困扰人们的一个问题。这些患者往往被认为是社会安定的重大威胁，因而受到社会排斥。这种排斥的表现有多种，轻则隔离，重则以非人道的方式对待他们。这种社会排斥甚至殃及从事精神卫生服务的专业工作者，他们常常会遭遇来自人们的异样眼光和歧视。实际上，绝大多数精神障碍患者并不会对社会造成任何危害，他们和他们的家庭成员，在为极少数的、不可预知的肇事肇祸患者的危及公众安全的行为承担了"集体责任"。

从制度建构的角度来看，对精神障碍患者的照料方式是精神卫生服务的核心内容。进而言之，有效的精神卫生服务不能止于对精神疾病的医学诊断和治疗，更为重要的是对他们的日常照料。纵观历史，人类社会对于精神障碍患者的照料模式经历了"无人看护—机构照料—回归居家生活"的变迁。在我国，机构照料方式依然是众多精神障碍患者能够得到的主要的精神卫生服务方式，也是各类政策倡导、支持和资助的重点。这种方式的特点是将精神障碍患者禁锢在围墙和栅栏之内，这些患者生活在由歧视、漠视和排斥等编织而成的无形藩篱之中。尽管精神康复、社区康复、居家照料、社区卫生服务等术语在庞大的政策体系中并不陌生，出现频率也不低，但是，在社会医学理念还远没有深入人心，全面综合的医疗照顾和康复方式还停留在探索和尝试的社会，精神障碍患者的回归社会之路障碍重重。

令人高兴的是，《中华人民共和国精神卫生法》在 2013 年 5 月 1 日已经正式实施，人道地对待精神障碍患者在制度建构上已经迈出了可贵的一步。当然，我们也清醒地认识到，为了建构这一制度，还有很长的路要走，需要各方面做出切实的努力。笔者愿意加入这一努力的洪流之中，为人道地对待精神障碍患者的制度建构贡献绵薄之力。

基于对精神障碍患者的照料方式是精神卫生社会服务核心内容的认识，本书通过考察重庆市精神障碍患者机构照料和家庭照料分布的状况，以及政策资源和家庭资源对患者及其家庭选择不同照料方式的作用，分析精神障碍患者的政策需求，进而对建构中国精神卫生服务体系进行政策思考，提出了近期目标和长远目标两类政策建议。在近期目标方面，这些建议包括完善精神卫生服务政策、优化医疗保险政策、改善家庭收入保障结构、强化社区支持功能、发展精神卫生社会工作、增强家庭自助能力等等；在长远目标方面，本书提出了整合型精神卫生社会服务模式，这一模式力求以患者及其家庭为核心，充分整合卫生政策、收入保障政策、家庭资源和社区服务等资源，畅通患者—社区—机构一体化的精神卫生服务路径，提高社会政策服务传递效率，提高服务能力，以改善患者及其家庭的生存状况。

本书是作者在博士论文的基础上修改而成的。感谢我的导师张秀兰教授，正是她的悉心指导和支持鼓励，激发了我科学探索和学术研究的热情。

于作者的知识水平和能力有限，研究中存在较多不足之处，望广大读者批评指正！

目　　录

表目录

图目录

第1章　绪论

1.1　背景

1.1.1　中国的精神疾病状况日趋严峻

世界卫生组织 2001 年报告指出，目前全世界约有 4.5 亿各类精神障碍患者，每 4 个人中就有 1 人在其一生中的某个时段产生过某种精神障碍。精神卫生已经成为人类社会一个突出的社会问题。据不完全统计，在发展中国家，有高达 85% 的精神障碍患者没有得到治疗。[①]

作为世界上最大的发展中国家，中国的精神疾病状况日趋严峻。虽然中国还没有建立起一个完整、有效的专门针对各类精神疾病的信息数据系统，但起步于 1958 年全国第一次精神病防治工作会议之后的全国部分地区的精神疾病流行病学研究，依然为了解中国的精神卫生状况提供了有力的参考数据。河北、辽宁、河南、浙江、广东等省市开展的流行病学调查规模较大。栗克清等于 2004 年 10 月至 2005 年 3 月在河北全省范围内进行了精神障碍的现场抽样调查，发现河北省 18 岁及以上人群的各类精神疾病的时点患病率为 162.43‰，终身患病率为 185.12‰。[②] 潘国伟等采用多阶段分层整群随机抽样方法，对辽宁省 6 个市、县 13358 名 18—65 岁城乡居民进行了入户调查，

[①]　World Health Organization, "The world health report 2001 – Mental Health: New Understanding, New Hope." (http://www. who. int/whr/2001/en/), 2009.

[②]　栗克清等:《河北省精神障碍的现况调查》,《中华精神科杂志》2007 年第 1 期。

得出了各类精神疾病的终身患病率为112.6‰。[①] 董爱玲等对威海市50174名15岁及以上人群的流行病学调查结果显示，各类精神障碍的时点患病率为70.34‰，终身患病率为89.51‰。[②] 阮冶等对昆明市5033名15岁以上的人群开展精神及行为障碍的患病率调查，得出精神与行为障碍的终身患病率为151.9‰。[③] 张维熙等为了解20世纪90年代精神疾病患病率及与1982年比较的变动情况，于1993年在北京、大庆、湖南、吉林、辽宁、南京和上海等7个原抽样地区进行流行病学调查，发现各类精神障碍（不含神经症）时点患病率11.18‰和终身患病率13.47‰均高于1982年相同7个地区（时点患病率9.11‰，终身患病率11.30‰）。[④]

中国精神疾病的严峻情况，一是表现在患者规模大，二是表现在绝大多数未曾接受过精神卫生服务。中国疾病预防控制中心精神卫生中心2009年初公布的数据显示，我国各类精神障碍患者人数在1亿人以上，其中重性精神病[⑤]患者人数已超过1600万。而最新的对中国4省96个城市和267个农村抽样点6万余人的调查显示，我国18岁以上成年人精神疾病的总患病率已高达17.5%，其中重性精神病的患病率为1.67%。由此推算，目前我国有1.73亿成年人患有精神疾病，而近1.58亿人从未接受过任何精神卫生专业治疗[⑥]。这一现象值得我们特别关注。另外，15岁以上重性精神病患者人数已经达到1797.5万，比1993年的1600万增加了近200万。2001—2005年

---

① 潘国伟等：《辽宁省城乡居民精神疾病流行病学调查》，《中国公共卫生》2006年第12期。

② 董爱玲等：《威海市精神疾病流行病学调查》，《临床精神医学杂志》2008年第4期。

③ 阮冶等：《昆明市精神与行为障碍的流行病学研究》，《现代预防医学》2010年第4期。

④ 张维熙等：《中国七个地区精神疾病流行病学调查》，《中华精神科杂志》1998年第2期。

⑤ 重性精神疾病：包括精神分裂症、分裂情感性精神障碍、偏执性精神病、双向情感障碍、癫痫所致精神障碍、严重精神发育迟滞。

⑥ Wan‐jun Guo, Chi‐yi Hu, Xu‐dong Zhao, "Mental illness in China," *Lancet*, Vol. 374, No. 9695, 2009; Sing Lee, "Mental illness in China," *Lancet*, Vol. 374, No. 9695, 2009; Adley Tsang A, "Mental illness in China," *Lancet*, Vol. 374, No. 9695, 2009.

对浙江、山东、青海和甘肃4省的调查结果显示，仅有8%的患者去过医疗机构诊治，而只有5%的患者看过精神科专科医生；治疗率在地区之间也有较大差异，山东省的治疗率较高为9.8%，青海省的治疗率仅为2.0%。[①] 尽管重性精神病人的肇事率高达10%，并已成为威胁社会公共安全和社会稳定的不容忽视的隐患，其治疗率却只有21%。

1.1.2　精神疾病社会负担沉重

精神疾病威胁人民群众身心健康，影响患者和家庭的生活，给社会带来沉重的负担。从患者来看，一方面，精神疾病的致残率非常高。根据中国《第二次全国残疾人抽样调查资料》显示，全国18岁及以上精神残疾人比例为4.56%，在残疾人中，精神残疾占7.4%（第二次全国残疾人抽样调查领导小组，2006）。另一方面，高昂的医疗费用使精神障碍患者家庭更加容易陷入贫困。根据湖南省常德市残联的调查，该市重性精神病患者中贫困人口数达到90%；浙江省的数字显示，重性精神病患者中约2/3的患者丧失部分劳动能力，因病致贫；精神病患者中至少40%属于贫困人群。同时，从国家层面来看，精神疾病带来巨大的劳动力损失。据测算，2002年我国十种精神疾病的劳动力损失折合成人民币高达3025亿元，占当年我国总GDP的2.51%。按照这个比例，2009年我国主要精神疾病造成的劳动力损失达到8417亿元。

1.1.3　中国精神卫生服务现状

精神卫生对社会、经济、政治以及公众幸福的巨大影响有目共睹。中国的精神卫生问题越来越受到公众的关注，已经成为我国重要的公共卫生问题和突出的社会问题。和中国近年来正在进行中的许多

---

① Michael R. Phillips, Jingxuan Zhang, Qichang Shi, Zhiqiang Song, Zhijie Ding, Shutao Pang, Xianyun Li, Yali Zhang, Zhiqing Wang, "Prevalence, treatment, and associated disability of mental disorders in four provinces in China during 2001 – 05: an epidemiological survey," *Lancet*, Vol. 373, No. 9680, 2009.

精神卫生服务改革一样，提供有效的能够基本解决精神障碍患者面临困境的精神卫生服务方式、重构以患者为中心的政策服务体系已经成为各级政府的重要议程。

精神卫生服务是提供有效精神卫生干预的各种措施。然而，由于观念陈旧、重视不够、投入不足、措施不力等因素的制约，一直以来，我国精神卫生服务资源极度匮乏，主要表现在以下几个方面：一是精神卫生服务机构数量不足、分布不平衡、设施配置不到位。全国还有相当多的县市没有建成精神卫生专业机构或开设精神专科门诊。如在西部地区，个别省仅有一所精神卫生服务机构，根本不能满足当地日益增长的精神卫生服务需求；二是精神卫生专业人才队伍建设严重滞后，精神卫生专业吸引力不强、人才流失严重，精神卫生学科建设还处于封闭状况，精神卫生社会工作人才培养和使用远没有引起足够重视，精神卫生服务专业协作机制尚未建立，导致当前的精神卫生服务的主要关切点还停留在患病个体和单纯的疾病诊疗上，社会医学的概念还没有得到足够的重视；三是社区精神卫生服务体系还不够完善，社区精神康复水平不高，导致大量精神障碍患者滞留在精神卫生机构内，回归社区和恢复正常社会生活的通道堵塞严重。

众所周知，精神卫生系统并不是一个独立的系统，而是作为整个社会服务体系的子系统发挥作用。然而，至少有 3 个原因使得精神卫生服务在整个卫生服务体系中处于边缘地位。第一，精神卫生事业长期得不到足够的重视，精神医学专家们缺乏话语权，他们的声音很难引起各级政府和部门的高度重视，这集中表现在精神障碍患者往往在诸多保障政策的视野之外，他们的困境容易被忽视。第二，相比其他卫生服务领域，精神障碍患者，尤其是慢性精神障碍患者独有的病耻感，使得他们及其家庭往往刻意躲开公众视野，更不愿表达自己的诉求。他们更多是被动地期望职业精神卫生工作者能够代表他们发出声音和主张权益。第三，卫生服务供给体系的过度市场化导向吸收了主要的卫生服务资源投入，弱化了本来就基础薄弱的精神卫生等公共卫生服务体系的建设。因此，长期以来，无论是保险政策、社会福利、教育、职业等各种政策的制定，精神疾病常常居于政策制定者的视野之外，相关政策都没有给予精神障碍患者以足够的尊重和关切。

近年来，上述状况也在逐渐改善，精神卫生问题已经受到党和政府的高度重视，也受到社会各界的高度关注。从国家层面一系列精神卫生政策的制定出台，特别是 2012 年《精神卫生法》的正式实施，为精神卫生服务体系的完善提供了良好的机遇。同时，社会保障体系也在不断完善，国家"调结构、促消费、惠民生"的理念已经深入到国家政策制定的各个方面。重型精神疾病管理治疗项目（简称 686 项目）、全国精神卫生综合管理试点、精神卫生防治体系建设和发展规划项目、中央专项彩票公益金支持精神病人福利机构建设等项目的实施都推动了精神卫生事业的快速发展。

1.1.4 精神障碍患者照料模式的变迁与"去机构化"

照料模式是考察社会对精神障碍患者提供照料的核心内容。纵观历史，人类社会对于精神障碍患者的照料模式经历了"无人看护—机构照料—回归居家生活"的变迁。精神障碍患者一直以来都吸引着社会的目光，并一直是以亘古不变的疯癫形象出现。他们被认为社会安定的重大威胁，扰乱着人们的正常生活，而被人们排挤、隔离甚至以非人道的方式对待。有别于人类罹患的其他疾病，精神疾病不能用纯粹的医学手段来处理。如何对待和安置患有精神疾病的个体始终贯穿着精神卫生服务的全程。因此，研究精神卫生服务体系，就要围绕照料模式来展开。

直到 18 世纪末，人们一直没有将罹患精神疾病的人当做病人对待。对待的方式主要是拘禁。至 19 世纪，对精神病人的机构照料模式开始出现并逐渐促进了现代精神医学的发展。机构照料是精神疾病照料史的一大进步。不过，经过一个世纪的发展，其弊端逐渐显现。机构照料除去收容院人满为患、条件恶劣外，长期封闭住院治疗还会引起病人社会功能的衰退。至 20 世纪中叶，第一种抗精神病药物氯丙嗪（Chlorpromazine）得以发明，它的非凡效力和高度可控性，让患者回归家庭生活成为可能。第二次世界大战后，美国兴起了精神病医治的"去机构化运动"，提倡精神病人回归社区、家庭。"去机构化运动"带来了精神卫生服务模式的根本转变。很多发达国家已经形成以多种形式的社区精神卫生服务体系为主，结合急性和重性精神病人入院治疗的精神卫生服务模式。去机构化不仅使精神科床位大大减少，患者及其家属的经济负担和心理负担逐渐减轻，而且病人的生活质量得到了极大改善，复发率明显减少，患者的社会功能逐渐恢复，多数能够像正常人一样生活、工作和学习。当前，居家照料已经成为西方精神卫生服务的普遍方式。

1.2　研究的问题

由上可知，照料模式是精神卫生服务体系最为核心的内容；在发达国家，照料模式主要包括机构照料和社区照料两种。具体到我国，由于社区照料还未能真正发展起来，实际存在的主要照料模式是机构照料和家庭照料。既然存在对精神障碍患者的机构照料和居家照料两种照料模式，很明显，这两种照料模式赖以运行的最为重要的支持性因素显然是政策资源和家庭资源。同时，受政策影响的精神卫生服务资源也影响着患者的照料质量和方式。

鉴于我国精神疾病的严峻局面和精神卫生服务滞后的情况，参照精神卫生服务模式的新进展，本研究的中心问题是：考察重庆市精神障碍患者机构照料和家庭照料分布的状况，以及政策资源和家庭资源对患者及其家庭选择不同照料模式的作用，从而分析精神障碍患者的政策需求，进而对建构中国精神卫生服务体系进行政策思考。

上述中心问题将分解为如下几个问题：

（1）发达国家精神卫生服务新进展给我们以什么启示？

（2）我国与精神卫生服务相关政策的发展与存在的问题是什么？

（3）重庆市精神障碍患者的家庭照料和机构照料各占多少比例？影响患者及其家庭选择不同照料模式的因素有哪些？

（4）精神卫生服务的政策需求有哪些？构建新的精神卫生服务模式的基本思路是什么？

为了构建既吸纳国际经验，又切合中国实际的精神卫生服务体系，本研究的主线是："精神卫生服务体系的合理逻辑—实际状况—

政策思考"。研究重点一是关注社会保障、社会救助和医疗救助等政策是否有助于保障精神障碍患者及其家庭的基本生活维持能力，是否有助于保障患者能够及时就医并得到及时救治以改善患者的健康状况。为此，还分析精神障碍患者各生命周期的政策及缺失。二是精神障碍患者照料模式的现状，包括影响选择不同模式的因素。其中的重点是探究患者选择机构照料行为中反映的政策需求，从而为政策的完善提供依据。

1.3　研究方法、数据来源和技术路线

1.3.1　研究方法

本研究采用文献法和实地调查的方法。

1.3.1.1　文献法

检索、研究如下 6 方面的文献：

（1）疾病行为理论；

（2）生命周期与生命历程理论；

（3）精神病学史；

（4）医疗模式转型；

（5）精神疾病对家庭、社会及医疗体系的影响；

（6）国际经验。

对我国与精神障碍患者相关的社会保障、社会救助和医疗救助等政策，包括重庆市的相关政策进行梳理和考察，分析其是否对应了精神障碍患者的政策需求。

1.3.1.2　实地调查

采用定性和定量相结合的方法。二者都是针对重庆市的实地调查。定量研究是考察精神障碍患者及其家庭基于何种因素选择不同的照料模式，考察婚姻、性别、政策资源获得等各种因素与照料模式的关系；定性研究则重点以生命历程的视角，对居家照料的精神障碍患者唐 H 和机构照料的精神障碍患者赖××两个案例进行深入考察和分析，描述他们的生命历程，特别是发病、就诊、治疗、康复的轨

迹，剖析家庭资源、政策资源对他们选取照料模式的作用，呈现精神障碍患者的生存状况，历时性地、立体形象地揭示家庭资源与政策资源如何作用于患者及其家庭，使得他们采取了不同的诊治康复路径，从而分析这里包含的政策需求。基于定量、定性的经验研究，从而为构建整合型精神卫生社会服务模式提供认识前提。

1.3.2　数据来源

1.3.2.1　问卷调查数据

对重庆市渝中、沙坪坝、南岸和江北等4个主城区的精神障碍患者生活状况采用简单随机抽样的方法进行问卷调查，共发放问卷114份，渝中区41份、南岸区37份、沙坪坝35份、江北1份，回收114份，回收率100%，全部为有效问卷。调查内容包括患者病情、经济状况、政策支持、生存状态等4个方面的内容，该调查对重庆市精神障碍患者生活状况有了大体的了解。

1.3.2.2　结构式访谈数据

本研究还采用结构式访谈法，事先依据研究问题设计访谈提纲，对114名精神障碍患者进行了访谈，其中渝中区41名、南岸区37名、沙坪坝35名、江北1名。由于部分精神障碍患者的身体状况不适合访谈，本研究采用了对其家属进行访谈的方式，深入了解精神障碍患者生存现状、需求和对精神卫生服务的满意度、建议。

1.3.2.3　重庆市精神病院数据

重庆市精神病院是一家历史悠久的市级精神专科医院，常住精神障碍患者超过700人，有员工260人，包括了行政管理人员、精神科医生、心理治疗师、护士、护理人员以及社会工作者。这里主要接受"三无"精神病人、流浪精神病人，也对非特困精神障碍患者开放。本研究部分案例来自该院的服务数据。

1.3.3　研究流程

结合本研究的研究思路和研究内容，本研究所采用的研究流程如图1所示。

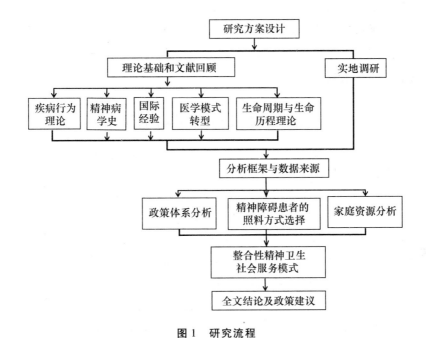

图 1　研究流程

1.4　研究的重点和难点

　　《精神卫生法》的颁布填补了我国精神卫生领域的法律空白，由此精神卫生事业进入了法制轨道。当前正处于协调推进全面建成小康社会的时期，精神障碍患者的权益保护不仅受到来自家庭外部社会、经济、政治和文化等因素影响，而且还受到家庭结构变化、社会经济地位、社会价值观念等因素的影响。要落实精神障碍患者的权益保护，促进精神障碍患者的顺利回归，还需要不断地完善精神卫生社会服务体系。就本研究而言，重点在于通过精神障碍患者的照料模式选择行为来探讨政策资源、家庭资源以及卫生服务资源对患者及其家庭的影响，并讨论建构以精神卫生服务需求者为核心，有效整合政策、社会和家庭资源的精神卫生社会服务模式的可能性。

　　以封闭的精神病院为主体的精神卫生服务方式仍是当前精神卫生

服务体系的主体，社区精神卫生服务仍处于有形无实状态，精神卫生社会服务还处于萌芽阶段。同时，受传统观念的影响，精神障碍患者及其家庭接受深度访谈的意愿并不强烈。在研究的过程中很难获取足够数量的个案数据。

1.5　可能的创新和不足

本研究可能的创新是：

（1）选题：笔者迄今未见我国有从社会政策的角度来研究精神卫生服务的论著。因此，本选题具有创新意义。

（2）理论工具：运用生命周期和生命历程的理论，融合疾病行为理论和政策分析等多种方法，遵循精神障碍患者的生命历程轨迹，分析社会支持体系的建设，并结合不同照料模式的选择来解读政策、卫生和家庭资源对患者生命周期各个阶段的影响。其中，本研究所依据的生命周期和生命历程理论还很少用于在精神卫生政策研究领域，而其有利于揭示患者生命不同阶段的不同政策需求，从而有利于精神卫生服务体系构建的精准性。

（3）首次对于一个省级地区精神障碍患者照料模式及其影响因素进行研究，开辟了一个新的论域。本研究的结论将为以后的类似研究提供借鉴。

（4）建立了精神障碍患者照料模式与各照料资源关系的认识框架。

本研究的不足是：

（1）获取精神障碍患者的数据十分困难，也未见有本研究需要的全国性数据；笔者只能从重庆市采集一些数据，因而它只能解释重庆市的情况。

（2）受研究周期及个案数量不足的限制，无法获取比较全面的关于患者整个生命周期的数据资料。在数据不充分的情况下，关于政策和家庭资源影响行为的理论模型建构和诠释还不够成熟。这也是后续研究工作中需要加强的地方。

1.6 本书的结构安排

本书共分 9 章。第 2 章为文献综述，回顾了疾病行为理论、生命周期与生命历程理论、精神病学史以及医学模式的转型，了解了精神疾病对家庭、社会及医疗体系的影响，并概述了国际精神卫生的实践及经验，为建立研究框架奠定理论准备。第 3 章是核心概念和研究框架，界定了精神障碍、政策资源、家庭资源等核心概念的内涵及其外延，确立了收入保障、医疗保障和卫生服务政策以及家庭资源对患者照料模式的影响过程及机制模型。第 4 章为梳理、分析我国与精神障碍患者相关的社会保障、社会救助和医疗救助等政策，包括重庆市的相关政策，审视其是否对应了精神障碍患者的需求构建以精神卫生服务需求者为核心的政策、社会和家庭的整合型社会服务模式。第 5 章为精神障碍患者的生命周期、支持体系及对应策略。基于患者生命周期不同阶段的不同政策需求，将精神障碍患者的生命周期划分为未成年期、就业期和老年期 3 个阶段；从生活保障体系、医疗保障体系、卫生服务体系及家庭资源等几个维度，对当前涉及精神障碍患者及其家庭的政策制度进行分析，探究它们是否回应了患者的政策需求。第 6 章是影响精神障碍患者照料模式的相关因素的定量研究，重点考察精神障碍患者及其家庭基于何种因素选择不同的照料模式，考察婚姻、性别、政策资源获得等各种因素与照料模式的关系。第 7 章是从生命历程的视角，通过对居家照料的精神障碍患者唐 H 进行深入考察和分析，剖析患者稳定居家照料的原因。第 8 章从长期机构照料赖××的案例分析入手，描述患者从发病、就诊、治疗到自杀的经历，剖析政策资源和家庭资源对患者选择照料模式的影响。第 9 章为政策思考，提出了改善精神卫生服务的短期目标，并设想以生物—心理—社会医学模式转型为契机，构建整合型精神卫生社会服务模式，实现精神障碍患者的全面康复并回归社会。

第 2 章　文献综述

2.1　疾病行为理论

2.1.1　社会过程性

自 20 世纪 50 年代继克劳森（Clausen）和亚罗（Yarrow）的开创性研究之后，社会学家关于卫生服务获得路径的研究有了迅速发展。佩斯科索利多（Pescosolido）的研究认为，卫生服务的获得路径可以被定义为与患者及其重要关系人相关的一个动态的社会过程。她认为健康问题的处理是一个由社区、医疗服务系统和社会服务机构中的社会网络等共同构建的社会过程。[①]也有研究者提出先决条件模型，该模型认为寻求帮助是个体通过在社区、医疗系统和社会服务机构中的社会网络进行处理的社会过程。根据这个观点，个体是处于特定社会背景和人际网络中的，与疾病相关的决策也在此基础上进行。这个观点的影响力越来越大。

2.1.2　影响求诊路径的因素

大量研究表明精神疾病患者转诊至精神卫生机构的途径是由一系

---

① Bernice A. Pescosolido, Eric R. Wright, Margarita Alegría, Mildred Vera, "Social networks and patterns of use among the poor with mental health problems in Puerto Rico," *Medical Care*, Vol. 36, No. 7, 1998.

列复杂的因素决定的。① 研究者发现了一些可能影响寻求帮助行为的
关键因素。安德森（Ronald Andersen）和奥代（Lu Ann Aday）的研
究表明人口学特征、医疗系统特点和环境因素是帮助寻求行为的主要
决定因素。② 根据他的早期研究，米坎尼克（David Mechanic）发现
如下因素对于帮助行为的影响很关键：（1）症状的类型特点；
（2）文化因素，尤其是对疾病的认识；（3）症状对于家庭和社会功
能的影响；（4）重要关系人的反应；（5）可用的治疗反应范围。③

2.1.3　社会因素

　　一般来说，行为科学倾向于认为个体行为受其自身特点、生活环
境、个体因素与环境因素交互作用的综合影响。大部分关于卫生服务
使用的实证研究和理论更多强调个体特点，对社会因素的影响关注较
少。然而，深入的研究发现，仅仅是诊断类型和症状的严重程度并不
能完全决定患者会在何时、何地获得何种帮助。研究者发现，社会因
素，尤其是社会隔离，可能对首次联系专业卫生机构并寻求帮助有着
至关重要的影响。因此，应该更多地关注各种社会因素对不同社会群
体获得专业卫生服务途径的影响。同时，早期的咨询和联系对发病时
期寻求帮助行为的影响也应当受到足够的关注。④

　　为了更好地理解个体不使用可能对其有益的精神卫生治疗服务的
原因，研究者对服务使用和以下 3 类因素进行了大量研究。首先是需
求因素，比如临床状况和主观精神健康；其次是易感因素，比如性
别、年龄和教育程度；最后是促成因素，比如常见卫生服务资源、医

---

①　Philip J. Leaf, Martha M. Livingston, Gary L. Tischler, Myrna M. Weissman, Charles
E. Holzer, III and Jerome K. Myers, "Contact with health professionals for the treatment of psychi-
atric and emotional problems," *Medical Care*, Vol. 23, No. 12, 1985.

②　Ronald Andersen, Lu Ann Aday, "Access to Medical Care in the U. S. Realized and Po-
tential," *Medical Care*, Vol. 16, No. 7, 1978.

③　David Mechanic, "Sociological dimensions of illness behavior," Social Science & Medi-
cine, Vol. 41, No. 9, 1995.

④　Kay Etheridge, Leah Yarrow, Myrna H. Peet, "Pathways to care in first episode psycho-
sis," *Journal of Psychiatric & Mental Health Nursing*, Vol. 11, No. 2, 2004.

疗保险和收入。在文化因素方面，大量研究关注文化对于寻求帮助模式的影响，尤其是在特定文化中对疾病的认识对于寻求帮助模式的影响。社会学研究的一些证据表明在特定文化中对疾病的认识与寻求帮助行为存在紧密联系。①

2.1.4　社会网络

有研究指出患者的社会网络对于个体对疾病的反应具有重要影响。② 根据这个观点，个体对疾病的反应是一个在社会网络中不断重新认识症状的过程。社会网络中的成员可能会提出建议、给予鼓励。人们对进行某些决策的利弊衡量可能会受到其他因素的影响。因此，个体对于疾病的反应可以被看做经过社会因素、文化因素和个体因素的复杂的交互作用的产物。

2.1.5　可用的卫生资源

在任何社会中，可用的医疗服务资源和专业工作队伍是决定求诊行为的重要因素。医疗卫生资源的缺乏和政策的不完善、不合理将极大程度地限制患者寻求帮助的行为。同时，不同国家的医疗服务体系具有其自身特色，可以说，无论发达国家还是欠发达国家，卫生服务体系都或多或少地具有多元性，必然存在各类医疗相关服务和专业服务者的差异。安德森和纽曼（John F. Newman）提出了使用卫生服务的理论框架，并指出在医疗服务系统中存在3个重要因素：（1）卫生服务的提供系统；（2）与疾病定义和治疗相关的医疗技术变革和社会准则变革；（3）决定使用

---

① Philip J. Leaf, Gary L. Tischler, Daniel H. Freeman, Myrna M. Weissman, Jerome K. Myers, "Factors affecting the utilization of specialty and general medical mental health services," *Medical Care*, Vol. 26, No. 1, 1988. David Mechanic, "Sociological dimensions of illness behavior," *Social Science & Medicine*, Vol. 41, No. 9, 1995.

② Allan V. Horwitz, "Social Networks and Pathways to Psychiatric Treatment," *Social Forces*, Vol. 56, No. 1, 1977. Pescosolido BA, Wright ER, Alegria M, Vera M, "Social networks and patterns of use among the poor with mental health problems in Puerto Rico," *Medical Care*, Vol. 36, No. 7, 1998.

服务的个体因素。[1]

精神卫生服务应该对精神疾病患者具有高度可及性，并且与其他卫生机构和福利机构建立链接。在疾病治疗结果方面，患者与精神卫生服务的首次接触通常对患者后续的治疗依从性具有重要影响，进而会对疾病治疗结果产生影响。研究发现大部分精神疾病患者不会获得精神卫生治疗，也有一部分精神疾病患者仅向全科医疗部门寻求服务，而不会向精神专科寻求治疗和帮助。[2] 因此，研究精神卫生服务的整体使用情况和精神疾病患者是仅获取全科医疗服务还是获取精神专科服务的决定因素具有很重要的临床指导意义。

一些理论模型认为个体寻求卫生服务是因为发现疾病征兆或症状，或者是因为情况改变而感受到的痛苦促使他们主动寻求帮助。也有理论认为对疾病或病痛的意识不是引起寻求帮助行为的唯一重要因素，各种因素对于寻求帮助行为的影响是基于个体对于是否需要采取行动的感知。[3] 而精神疾病的特殊性造成患者无法和躯体疾病患者一样主动地、自觉地去寻求专业服务，这可能也是造成很多精神疾病患者没有得到及时而专业的服务的因素。

精神卫生服务提供者的素质和能力也决定了患者能否及时得到帮助。有研究发现，大量的初级保健医生没有接受专门的精神卫生训练，无法识别大部分精神障碍。由于种种原因，许多在初级医疗机构寻求精神疾病治疗的患者可能没有得到及时、充分和专业的治疗。[4]

上述疾病行为理论的最为重要的贡献是，它认为人的疾病行为决不是一种个人性质的行为，而是一个社会过程。因此，这一理论是将

---

[1]　Ronald Andersen, John F. Newman, "Societal and Individual Determinants of Medical Care Utilization in the United States," *The Milbank Memorial Fund Quarterly Health and Society*, Vol. 51, No. 1, 1973.

[2]　Michael Shepherd, "Mental Disorder and Primary Care in the United Kingdom," *Journal of Public Health Policy*, Vol. 4, No. 1, 1983.

[3]　Horacio Fabrega, "Toward a Model of Illness Behavior," *Medical Care*, Vol. 11, No. 6, 1973.

[4]　David Goldberg, Jane J. Steele, Alan Johnson, Charles Smith, "Ability of primary care physicians to make accurate ratings of psychiatric symptoms," *Archives of General Psychiatry*, Vol. 39, No. 7, 1982.

患者置于大的社会背景中去考察其疾病行为的。其中，佩斯科索利关于对健康问题的处理是一个由社区、医疗服务系统和社会服务机构中的社会网络等共同构建的社会过程的观点，以及利夫等人列举的影响病人就诊的因素有需求因素、易感因素（即社会人口学特征）、促成因素、文化因素，乃至安德森和纽曼提出的医疗服务系统中的 3 个重要因素：卫生服务的提供系统、医疗技术变革和社会准则、个体因素等，都给予笔者以重大启发。[①]

2.2　生命周期理论与生命历程理论

生命周期理论萌芽于 20 世纪 20 年代，经过近百年的发展，已经成为一个跨学科研究领域，涉及人类学、生物社会科学、人口统计学、流行病学、统计学、老年医学、经济学、管理学、组织科学、政策研究、心理学和社会学等。20 世纪 90 年代，生命周期理论被引进中国，有不少学者对其进行了理论阐述。生命周期理论是将生命视为一种随个体或组织的发展，社会关系或角色的不断转换循环的过程和阶段。不同的研究领域对生命周期有不同的界定，如人类学领域，田野研究提出的生命周期是指从出生到死亡的不同阶段；家庭研究领域，生命周期是指一系列根据家庭结构与规模变化划分的父母阶段；就人的生命周期而言，对社会角色的重视是生命周期理论最重要的特点之一。某一阶段稳定的角色关系会给人们提供方向和规则，将个体锁定在一系列社会期望和非正式的支持之中。这种锁定带来的责任感保证了人格的稳定性，同时也保证了个体生活的稳定，使各种危险与意外的可能性最小化。国外学者研究证明，一个有行为问题的儿童，如果在成人后找到一个品行端正的伴侣，其成功的机会就会大大增加。与这位伴侣的结合实际上就起到了锁定的作用，能为个体的发展提供一种稳定的社会角色和情感支持。生命周期致力于寻找人类共同的阶段模式。

---

① Ronald Andersen, John F. Newman, "Societal and Individual Determinants of Medical Care Utilization in the United States," *The Milbank Memorial Fund Quarterly Health and Society*, Vol. 51, No. 1, 2005.

　　生命历程理论来自芝加哥学派对移民的研究，它侧重于研究剧烈的社会变迁对个人生活与发展的显著影响，将个体的生命历程看做更大的社会力量和社会结构的产物。生命历程理论的基本分析范式，是将个体的生命历程理解为一个由多个生命事件构成的序列，同样一组生命事件，若排序不同，对一个人人生的影响也会截然不同。这一理论的如下两点对于解读精神疾病患者的病史和政策需求很有启发：一是"相互联系的生活"原理。人总是生活在由亲戚和朋友所构成的社会关系之中，个人正是通过一定的社会关系，才被整合入特定的群体的，每代人注定要受到在别人的生命历程中所发生的生活事件的巨大影响；二是"生活的时间性"原理。生活的时间性指的是在生命历程中变迁所发生的社会性时间（Social timing），它还指个体与个体之间生命历程的协调发展。这一原理认为，某一生活事件发生的时间甚至比事件本身更具意义，强调了人与环境的匹配。①

　　李强等专门对"生命历程""生命周期""生命跨度"及"生活史"四个概念的细微差别进行了辨析。他认为，针对一些具体的社会研究来说，生命历程与生活史几乎没有什么差别，均属于个体层面的概念，而生命周期概念包含了再生产和世代的含义，与群体而非个体密切相关。生命历程大体是指人的一生中随着时间的变化而出现的，受到文化和社会变迁影响的年龄级角色和生命事件序列。它关注的是具体内容、时间选择，以及构成个人发展路径的阶段或事件的先后顺序。本研究并没有考虑生命周期与生命历程概念之间的细微差别。②包蕾萍则强调了生命历程理论的核心价值在于它的时间观，即在"恰当时间"将个体、社会、历史 3 种层面结合起来，体现了生命历程是一定历史情境下，在一定社会关系和背景下个体能动选择作用的一个过程。③

　　更多研究者结合中国实际，运用生命历程理论分析了我国实际问

---

　　① 包蕾萍：《生命历程理论的时间观探析》，《社会学研究》2005 年第 4 期。

　　② 李强等：《社会变迁与个人发展：生命历程研究的范式与方法》，《社会学研究》1999 年第 6 期。

　　③ 包蕾萍：《生命历程理论的时间观探析》，《社会学研究》2005 年第 4 期。

题。如周雪光和侯立仁对上山下乡经历影响的考察,[①] 罗小红运用口述史结合文献研究的方法对台湾老兵的生命历程进行剖析,[②] 邓建伟和董藩从三峡工程的背景考察移民事件对库区的影响及移民融入问题等。[③] 从已有的研究来看,所谓的生命事件一般包括接受教育、离开父母独立生活、结婚或离婚、生养子女、参加工作或辞职、居住地的迁徙、退休等事件。生命周期理论在精神障碍患者这个群体上的应用仍鲜有研究成果发表。

生命周期理论和生命历程理论为本研究提供了很好的分析工具。生命周期理论关注人在不同生命阶段的不同需求,它可以帮助笔者分析精神障碍患者在不同的生命阶段的特定需求,然后反观我们的卫生服务体系是否回应了这些需求,从而查找政策缺陷。至于生命历程理论,它是将个体的生命历程理解为一个由多个生命事件构成的序列的观点。该观点使笔者在案例研究中注重研究患者生命历程的轨迹,观察分析前一个事件(例如结婚、失业)对其后面治疗、康复的影响;运用它的"相互联系的生活"原理,分析患者与父母生命历程的互动关系与照料资源的变化;运用它的"生活的时间性"原理,剖析患者若发病先于结婚的"社会时间",导致不能结婚,与先结婚、后发病者,其家庭照料资源不同,照料模式也不同。基于上述分析,可以思考具有不同生命历程的患者会有不同的政策需求,从而有利于设计出与其需求相匹配的服务政策。

2.3 精神病学的历史

在 18 世纪结束之前,并不存在诸如精神病学这样的学科。但是,

---

① 周雪光,侯立仁:《文革中的孩子们——当代中国的国家与生命历程》,毕向阳译,载中国社会科学院社会学研究所编:《中国社会学(第2卷)》,上海人民出版社 2003 年版,第 390 - 407 页。

② 罗小红:《血浓于水:台湾老兵口述史个案研究》,《长沙铁道学院学报(社会科学版)》2011 年第 2 期。

③ 邓建伟等:《生命历程理论视野中的三峡移民问题》,《株洲师范高等专科学校学报》2001 年第 1 期。

因为有生物和遗传的基础，精神疾病与人类其他疾病一样古老，一直共同影响着人类的身心健康。传统中医药学在其数千年的历史长河中，从未停止与精神疾病的斗争。中国传统医学文献中有着相当丰富的精神疾病诊治的各类记载，中草药、针灸等传统治疗手段在诊治"癫""狂""痫"等病症中发挥着十分重要的作用。尽管如此，直到 19 世纪末，精神病学从未在中国的传统医学体系中成为一门独立的学科。现代精神病学的形成和发展受益于 18 世纪的启蒙运动。治疗乐观主义给予了医师们根除精神错乱的信心。正是基于"解除病人的枷锁和以人道主义态度对待精神病人"思想，机构照料治疗、精神分析等各种治疗手段和方法才被不断地尝试用于治疗精神障碍患者。

与皮奈尔（Philippe Pinel）对精神病人的解放和精神分析理论的提出一道，精神药理学的建立被誉为精神病学历史上的第三次革命。[①] 历史上第一种被广泛接受的抗精神病药物氯丙嗪的发明，不仅建立了精神药理学这门新兴学科，更是直接推动了现代精神病学治疗模式的形成。在抗精神病药物诞生之前，电痉挛疗法、胰岛素昏迷疗法、休克疗法、发热疗法等既危险又伴随巨大痛苦的生理性治疗方法曾被广泛使用。因其表现出的非凡效力和高度可控性，抗精神病药物使处于巅峰期的精神分析治疗的主流地位受到颠覆性的挑战。精神分析被认为只是生物学模式的精神病学在自身发展过程中的一个"断裂"[②]。当前，使用抗精神病药物依然是各精神专科医院的主要治疗方式。虽然这些药物已经被使用数十年，对精神症状的控制效果也得到了有效验证，但是，我们依然无法确切了解药物作用机理。然而，反精神病药物治疗的运动从来都没有停止过。很多药物发挥治疗效力的作用机理无法得到令人满意的解释，抗精神病药物的副作用与其正面效用永久共存。传统抗精神病药物所引起的诸如急性肌张力障碍以

---

① Michael H. Stone, *Healing the Mind: A History of Psychiatry from Antiquity to the Present*, W. W. Norton & Company, 1997, p. 391.

② ［美］爱德华·肖特：《精神病学史：从收容院到百忧解》，韩健平等译，上海科学教育出版社 2008 年版，第 191－192 页。

及帕金森症等椎体外系综合征等副作用备受诟病。而非典型性抗精神病药物引起的意识障碍、粒细胞缺乏等严重副作用也给患者造成难以弥补的伤害。比如，有研究表明，长期使用抗精神病药物会在25%—35%的患者中产生迟缓性运动障碍，此为一种不可逆转的副作用。[①] 因此，包括精神分析在内的心理疗法开始逐渐回归，单独使用药物不再被认为是治疗上的最佳选择，多种疗法的综合治疗逐渐发展起来。

虽然精神病学的发展历程中出现过各种不同的理论，时至今日，精神疾病依然有很多未解之谜，人类还没有发现疾病的病因、病理、病机等疾病的基本要素，更谈不上有效的对应治疗手段。因此，尽管各种控制疾病的措施被尝试，也多是昙花一现，不断地被新的尝试和新的理论所替代。

2.4 医学模式转型与精神障碍患者照料模式的转型

2.4.1 医学模式的转型

20世纪70年代，医学模式开始了由生物医学向生物心理社会医学的转型。医学模式又称医学概念模式，是指对人的疾病和健康所持的观点，它直接影响着人们认识和处理医学研究对象的思维方式。美国罗彻斯特大学医学院精神病学和内科教授恩格尔（O. L. Engel）在1977年《科学》杂志上发表了题为"需要新的医学模式：对生物医学的挑战"的文章，批评了现代医学即生物医学模式的局限性，指出这个模式已经获得教条的地位，不能解释并解决所有的医学问题。为此，他提出了一个新的医学模式，即生物—心理—社会医学模式。这篇文章的发表，标志着医学模式转型的开端。自此，传统的"单病单因、病在细胞"的生物医学模式向"多因多病"的生物—心理—社会医学模式转型过渡已经成为当今医学发展的趋势。[②]

生物医学模式的核心是以生命机体功能为基础的健康观和疾病

---

① 瞿发林等：《抗精神病药物常见不良反应及处理》，《世界临床药物》2008年第4期。

② 姜柏生：《两种医学模式的方法论问题评价》，《医学与哲学》2000年第8期。

观。疾病的发生意味着某种病因导致了生理功能的失调，表现为与疾病相关的症状和体征。生物医学模式形成了以疾病为中心的医疗卫生服务系统。在生物医学模式的指导下，人类基本上解决了几千年来严重威胁人类健康的传染病，平均期望寿命有了极大提高。[①] 然而，随着人类的疾病谱与死因结构的改变和对保护健康和防治疾病的认识的深化，生物学模式的缺陷凸显。世界各国先后出现了以心脏病、脑血管病、恶性肿瘤占据疾病谱和死因谱主要位置的变化趋势，凸显心理和社会因素的作用；同时，对人的属性的认识也由单一的生物自然人转变为具有生物、心理、社会三重属性的人，因而对疾病的发生和变化的认识，也由生物层次深入到心理与社会层次。

社会医学模式认为，疾病的发生除了生物学的原因之外，人的心理、社会、环境因素也发挥着很大影响。社会医学模式不仅关注人的生物性，同样关注人的社会性。它充分认识到环境因素、社会因素、心理因素对健康的综合作用，因而是对"生物医学模式"的更正与补充。社会医学模式不仅重视生物个体本身，更重视影响个体和群体健康的社会、心理和精神状态。

2.4.2　精神障碍患者照料模式的转型

医学模式的转型给精神卫生服务的发展以很大启发，也给精神卫生服务提出了新的要求，疾病诊治不再是唯一的目标，卫生服务应当从治疗服务扩大到预防服务，从生理服务扩大到心理服务，从院内服务扩大到院外服务，从技术服务扩大到社会服务。

纵观精神病学的发展，过去，生物医学模式的建立推动了精神病学的发展。人们致力于从生物学的角度探究精神疾病的发病原因，尝试在收容院里用电痉挛疗法、胰岛素昏迷疗法、休克疗法、发热疗法等生理性治疗方法去治疗精神疾病，均收效甚微。现代精神病学治疗模式的建立则是以一种物质的合作作为开端的，这种物质就是历史上

---

① 黄建始：《落后过时生物医学模式统治我国医疗卫生领域的现状不能再继续下去了（上）》，《健康研究》2009 年第 3 期。

第一种被广为接受的抗精神病药物氯丙嗪。[①] 然而，很多抗精神病药物发挥治疗效力的作用机理无法得到令人满意的解释，而且抗精神病药物的副作用与其正面效用永久地共存，于是包括精神分析在内的心理疗法开始逐渐回归，单独使用药物不再被认为是治疗上的最佳选择，多种疗法的综合治疗逐渐发展起来。而且，由于对精神障碍患者社会属性的重视，第二次世界大战后精神卫生服务的"去机构化"，主张病人以居家照料、以社区为依托进行治疗和康复的运动逐渐推广。

总体来看，在生物—心理—社会医学模式转型时期，精神卫生服务体系的变革应当顺应历史的潮流，精神障碍患者应当由机构照料为主转向居家照料为主，应当搭建医院、社区和家庭一体化的服务平台。由单纯的生理性疾病治疗为主转为疾病诊治、居家照料、社区融合与家庭服务的综合性服务应当得到鼓励。

2.5 精神疾病对家庭、社会、医疗系统的影响

2.5.1 患病率增加迅速

我国精神卫生面临严峻形势。精神疾病已成为当前我国疾病分类中较为严重的一类疾病。我国有 1600 万重性精神疾病患者，流行病学调查数据显示精神障碍患病率平均在 17.5% 左右。[②] 从 20 世纪 80 年代开始，中国在 1982 年和 1993 年共进行了两次全国范围内的精神病学流行病学调查。1982 年的调查涉及 12 个地区 12000 户，共计 51982 人，调查结果显示各类精神障碍的时点患病率为 10.54‰，终身患病率[③]为 12.69‰。1993 年的第二次全国精神疾病流行病学调查

---

① 李亚明：《精神病药物的历史命运》，《科学文化评论》2006 年第 2 期。

② Michael R Phillips, Jingxuan Zhang, Qichang Shi, Zhiqiang Song, Zhijie Ding, Shutao Pang, Xianyun Li, Yali Zhang, Zhiqing Wang, "Prevalence, treatment, and associated disability of mental disorders in four provinces in China during 2001 – 05: an epidemiological survey," *Lancet*, Vol. 373, No. 9680, 2009.

③ 终身患病率：一生中的某个时期有过任何一种精神病的比例。

结果显示：15 岁及以上人口中各类精神障碍（不含神经分裂症）的时点患病率为 11.18‰，终身患病率为 13.47‰。[①] 此后，部分省市和地区开展了精神障碍的流行病学调查。其中，对 2001—2005 年中国 4 省 96 个城市和 267 个农村抽样点的调查显示，我国成年人各类精神疾病时点患病率为 17.5%，其中重性精神疾病的患病率为 1.67%。排在前三位精神障碍是心境障碍、焦虑障碍和物质滥用障碍。[②]

2.5.2　精神障碍患者就诊率低

提高精神障碍的治疗率是提升精神卫生服务非常重要的内容，然而精神障碍的治疗率不高一直是一个全球性问题。世界卫生组织一项精神健康调查研究从 2001 年至 2003 年对来自 14 个国家包括美洲、欧洲、中东、非洲和亚洲的 60463 名成年人进行了面对面的家庭调查，结果显示即使是重度精神障碍患者，在发达国家也有 35.5%—50.3% 在一年内未得到治疗，在发展中国家这一比例为 76.3%—85.4%。[③] 我国也有类似的研究结果。2001 年至 2005 年对浙江、山东、青海和甘肃 4 省的调查结果显示，仅有 8% 的患者去过医疗机构诊治，只有 5% 的患者看过精神科专科医生；治疗率在地区之间也有较大差异，山东省的治疗率较高为 9.8%，青海省的治疗率仅为 2.0%。[④]

中国精神障碍患者就诊率偏低，原因可以总结为以下 5 点。

第一，各级政府对精神卫生的重视程度不够。各级政府精神疾病

---

① 张维熙等：《中国七个地区精神疾病流行病学调查》，《中华精神科杂志》1998 年第 2 期。

② Michael R. Phillips, Jingxuan Zhang, Qichang Shi, Zhiqiang Song, Zhijie Ding, Shutao Pang, Xianyun Li, Yali Zhang, Zhiqing Wang, "Prevalence, treatment, and associated disability of mental disorders in four provinces in China during 2001 – 05: an epidemiological survey," *Lancet*, Vol. 373, No. 9680, 2009.

③ The WHO World Mental Health Survey Consortium, "Prevalence, Severity, and Unmet Need for Treatment of Mental Disorders in the World Health Organization World Mental Health Surveys," *JAMA*, Vol. 291, No. 21, 2004.

④ Michael R. Phillips, Jingxuan Zhang, Qichang Shi, Zhiqiang Song, Zhijie Ding, Shutao Pang, Xianyun Li, Yali Zhang, Zhiqing Wang, "Prevalence, treatment, and associated disability of mental disorders in four provinces in China during 2001 – 05: an epidemiological survey," *Lancet*, Vol. 373, No. 9680, 2009.

防治领导小组不够健全，协调落实相关工作力度不够。虽然2013年5月1日《精神卫生法》已经实施，上海、长春、宁波等地的《精神卫生条例》也已经颁布，但是执行细则仍需进一步落地。

第二，中国精神卫生资源总体上短缺，并且地区差异较大。很多地方没有精神卫生服务机构。截至2010年底全国精神科床位密度为1.71张/万人，较2006年的1.12张/万人明显提高，但仍低于4.36张/万人的世界平均水平，更远远低于中高等收入国家7.7张/万人的平均水平。我国目前的精神科床位资源主要集中在东部和沿海地区，各省份之间、东西部之间的差距较大，从西藏的0张/万人到上海市的5.55张/万人不等，多数集中在1—3张/万人。此种服务资源的地域分布不均衡严重影响到服务的公平性和可及性。[①] 另外，截至2010年年底，中国的精神卫生人力资源不仅低于所处的高、中等收入国家平均水平，而且多数还低于全球平均水平（见表1）。[②]

表1　　　　精神卫生人力资源的国内外比较（人/10万人口）

国家（类别）	精神科医师	精神科护士	临床心理师	精神卫生社会工作者	康复治疗师	其他卫技人员
低收入国家	0.05	0.42	0.02	0.01	0.00	0.18
低、中等收入国家	0.54	2.93	0.14	0.13	0.01	1.54
高、中等收入国家	2.03	9.72	1.47	0.76	0.23	13.94
高收入国家	8.59	29.15	3.79	2.16	1.51	17.08
全球平均	1.27	4.95	0.33	0.24	0.06	3.26
中国	1.82	2.99	0.18	0	0	1.19

第三，社会对精神疾病的歧视造成了精神疾病患者严重的病耻感，患者及其家属不愿暴露病情，回避就医，也是导致精神疾病就诊

---

① 马宁等：《2010年中国精神卫生机构和床位资源现状分析》，《中国心理卫生杂志》2012年第12期。

② World Health Organization, "Mental health atlas 2011", (http://www.who.int/mental_health/publications/mental_health_atlas_2011/en/).

率低的主要原因之一。有研究显示病耻感与卫生服务的使用关系密切，病耻感导致患者及其家属不愿或回避接受门诊服务，但同时也增加了患者住院治疗的风险。① 而对于那些已经接受治疗的患者，为摆脱精神疾病的阴影，他们的依从性可能会下降甚至是放弃治疗。与一般人群相比，医务人员在对病因的把握、对患者采取的措施、对患者的心理接受等方面要更加到位和开放。② 但不能忽视的是，仍有研究表明，医务人员对于精神疾病患者也存有不同程度的病耻感，这一结论对精神科医生群体的研究中也同样适用，这和精神科医生与精神障碍患者长期接触的经历有关。③

第四，医疗保障不健全，精神疾病患者家庭支付能力差。我国精神疾病医疗保险补偿以门诊补偿为主，住院补偿较少，兼顾门诊和住院的补偿更少。我国地区间医疗保险的报销水平也有很大差异。约有 1/3 的地区没有任何关于精神疾病的特殊政策，其中西部地区没有相关政策的地区比例最大。④ 面对高额的医疗费用和其他直接、间接经济负担，医疗保障制度的不健全严重阻碍了精神疾病患者及其家属主动寻求医疗服务的行为。

第五，病人和家属缺乏精神卫生知识。普通人对精神疾病的知晓率和辨识度都不高。有调查显示综合性医院医务人员对精神卫生知晓率不到 60%，只有 18.7% 的被调查者认为在自身所从事的专业范围内经常遇见有心理问题，尤其是抑郁障碍未被充分识别和诊

---

① Nicolas Rüsch, Patrick W. Corrigan, Abigail Wassel, Patrick Michaels, Jonathon E Larson, Manfred Olschewski, Sandra Wilkniss and Karen Batia, "Self – stigma, group identification, perceived legitimacy of discrimination and mental health service use," *British Journal of Psychiatry the Journal of Mental Science*, Vol. 195, No. 6, 2009.

② Ramin Mojtabai, "Mental illness stigma and willingness to seek mental health care in the European Union," *Social Psychiatry & Psychiatric Epidemiology*, Vol. 45, No. 7, 2010. David Kingdon, Tonmoy Sharma, Deborah Hart, et. al "What attitudes do psychiatrists hold towards people with mental illness?" *Psychiatric Bulletin*, Vol. 28, No. 11, 2004.

③ 高士元等：《不同人群对精神病的态度》，《中国心理卫生杂志》2001 年第 2 期。Jan Horsfall, Michelle Cleary R. N, Glenn E. Hunt, "Stigma in mental health: clients and professionals," *Issues in Mental Health Nursing*, Vol. 31, No. 7, 2010。

④ 梁笛等：《我国精神障碍医疗保险政策现状分析》，《中国卫生政策研究》2011 年第 7 期。

治，因此现状不容乐观。① 在对昆明市的一项调查显示，普通人群精神卫生知识各项知晓率均低于45%，对精神卫生相关的法律法规知晓率最低（8.4%）。② 城市居民与农村居民的精神知识知晓率也有显著差别，2/3的农村居民和1/4的城市居民没有听说过抑郁症；在听说过抑郁症的居民中，有超过1/10的人不知道抑郁症属于精神障碍。③ 同时，精神卫生知识的缺乏也使得许多精神疾病患者首诊选择在非精神科进行，从而导致病情延误、检查过多、治疗和医药费用增加。

2.5.3 我国精神疾病的经济负担和社会成本巨大

精神障碍是一种"高消耗"的病症，是导致因病致贫、因病返贫的主要疾病之一。大多数精神疾病属于慢性非传染性疾病，在20—40岁的青壮年期起病，病程较长，因此对劳动生产力的影响显著。世界卫生组织的全球疾病负担研究就应用了伤残调整生命年（Disability Adjusted Life Years，DALYs）④ 对中国精神障碍的疾病负担进行了评定，认为精神障碍是中国主要的疾病负担，并有逐渐升高的趋势。1990年我国神经精神疾病占疾病总负担的14.2%，1998年为15.1%，如果加上自杀/自伤就达到19.3%，超过了心脑血管、呼吸系统及恶性肿瘤等疾患排在首位。⑤ 杨功焕等的研究显示2010年精神和行为障碍导致的伤残损失健康生命年（YLDs，years lived with

---

① 张国芳等：《2345名综合医院医务人员精神卫生知识知晓率的调查》，《上海精神医学》2005年第S1期。

② 韩慧琴：《昆明市普通人群精神卫生知识知晓率调查》，《中国健康心理学杂志》2008年第11期。

③ 孙霞等：《中国北方两地城乡居民常见精神卫生知识知晓情况现况调查》，《中国心理卫生杂志》2009年第10期。

④ 伤残调整生命年（Disability Adjusted Life Years，DALYs）是目前较为科学的评价疾病负担的指标，采用客观定量的方法综合评价各种疾病因早逝或残疾造成的健康生命年的损失。

⑤ World Health Organization, *The global burden of disease*: 2004 *update*, http://www. who. int/healthinfo/global_ burden_ disease/2004_ report_ update/en/.

disability）所占比例为 23.6%。[1]

经济负担也是疾病负担的主要组成部分，但由于精神障碍属于慢性非传染性疾病，其产生的经济花费并不直接和明显，因此造成的疾病负担以间接负担为主，有研究显示精神分裂症的直接经济负担与间接经济负担之比为 1∶31。[2] 一项研究利用广州市医保数据对精神分裂症的经济负担进行测算，得出在 2010—2012 年间广州市精神分裂症的直接和间接经济负担均呈递增趋势，直接经济负担与间接经济负担之比为 1∶8.5。此研究推测全国的精神分裂症每年带来的直接医疗花费高达 2503 亿元。[3] 翟金国等对精神分裂症和抑郁症患者的调查亦显示两种疾病造成巨大的经济花费，以间接经济费用为主，[4] 但韦盛中等的研究则表明酒精所致精神障碍住院患者的直接经济负担和间接经济负担相当。[5]

疾病社会负担是指疾病对于社会各方面所造成的负面影响，不仅包括患者社会功能的下降和对社会造成的经济压力，还包括患者在社会心理和社会安定等方面造成的影响。自伤、自杀、残疾以及疾病相关的病耻感和社会偏见或歧视是影响患者功能及形成社会负担的重要因素。目前，自杀已经成为 19—34 岁人群死亡的主要原因之一，其中超过 60% 的自杀与精神障碍相关。菲利普斯（Michael R. Phillips）等人的流行病学调查报告显示，中国大陆的年自杀人数为 284614 人，其中精神分裂症患者为 28737 人（占

---

① Gonghuan Yang, Yu Wang, Yixin Zeng, George F Gao, Xiaofeng Liang, Maigeng Zhou, Xia Wan, Shicheng Yu, Yuhong Jiang, Mohsen Naghavi, Theo Vos, Haidong Wang, Alan D Lopez, Christopher J L Murray, "Rapid health transition in China, 1990 – 2010: findings from the Global Burden of Disease Study 2010," *Lancet*, Vol. 381, No. 9882, 2013.

② 杨镇、刘美娜：《精神分裂症的经济负担研究》，《中国卫生经济》2003 年第 2 期。

③ 黄源等：《精神分裂症的疾病经济负担：基于广州医保数据的分析》，《中国卫生经济》2014 年第 5 期。

④ 翟金国等：《湘鲁两个医疗机构精神分裂症患者经济负担的调查》，《中华精神科杂志》2007 年第 1 期。翟金国等：《山东省某地区抑郁症患者的经济花费调查》，《中国神经精神疾病杂志》2008 年第 3 期。

⑤ 韦盛中等：《酒精所致精神障碍住院患者的经济负担调查》，《中华行为医学与脑科学杂志》2011 年第 8 期。

10.1%），其自杀风险是无精神分裂症者的 23.8 倍。[①] 另外，未经妥善治疗的重性精神疾病患者可能在疾病的影响下出现不可预测的攻击行为，这不仅对患者自身、他人、物品造成伤害或威胁，也延长了患者的住院时间，增加了疾病负担。有的攻击性行为甚至酿成恶性事件，造成人员伤亡、财产损失，影响社会治安与工作秩序。从执法成本来看，美国的评估表明精神分裂症患者卷入刑事司法的情况较普遍，每年卷入刑事司法事件的患者人均成本为 1429 美元，约占直接医疗总费用的 6%。[②] 英国 2004—2005 年精神分裂症总的社会成本为 67 亿英镑，其中刑事司法成本为 100 万英镑。[③] 上海地区在对精神疾病患者肇事肇祸进行分析后认为虽然收治的患者大部分未造成重大的经济损失，难以量化具体的损失金额，但全市精神疾病患者肇事肇祸造成经济损失的总量是巨大的。[④]

2.5.4 我国精神疾病的家庭负担巨大，直接影响到精神疾病患者的生活质量和保障水平

疾病家庭负担是指患者对其家庭和有关成员（或照料者）造成的问题、困难或不良影响。国外有调查表明父母长期照料精神障碍患者，负担过重，导致生活质量显著下降。[⑤] 也有研究显示精神分裂症

---

① Michael R. Phillips, Gonghuan Yang, Shuran Li, Yue Li, "Suicide and the unique prevalence pattern of schizophrenia in mainland China: a retrospective observational study," *Lancet*, Vol. 364, No. 9439, 2004.

② Haya Ascher-Svanum, Allen W Nyhuis, Douglas E Faries, Daniel E Ball, Bruce J Kinon, "Involvement in the US criminal justice system and cost implications for persons treated for schizophrenia," *BMC Psychiatry*, Vol. 10, 2010.

③ Roshni Mangalore, Martin Knapp, "Cost of schizophrenia in England," *Journal of Mental Health Policy & Economics*, Vol. 10, No. 1, 2007.

④ 李学海等：《上海地区精神疾病患者肇事肇祸的现状分析》，《上海精神医学》2007 年第 6 期。

⑤ Johannes Jungbauer, Bettina Wittmund, Sandra Dietrich, Matthias C. Angermeyer, "Subjective burden over 12 months in parents of patients with schizophrenia," *Archives of Psychiatric Nursing*, Vol. 17, No. 3, 2003. Anniqa Foldemo, Mats Gullberg, Anna–Christina Ek, Lennart Bogren, "Quality of life and burden in parents of outpatients with schizophrenia," *Social Psychiatry & Psychiatric Epidemiology*, Vol. 40, No. 2, 2005.

患者的照料者压力过大，23% 患有神经症性障碍，50% 出现神经症性抑郁。[①] 我国研究报道显示，精神分裂症除了给患者家庭带来沉重的经济负担外，对家庭日常活动、休闲娱乐、患者个人及家属的心理健康也造成了很大影响。[②] 有研究表明，我国精神分裂症的 6 项主要家庭负担（心理、生理、社交、日常生活、家庭关系和经济负担）高于西方国家，这也可能与中国家庭成员之间联系紧密，且在情感、日常生活中相互依赖和支持有关。[③]

我国有深厚的家庭文化基础，很多制度的设计都是建立在以家庭责任为主，社区、政府和社会相配套的基础上的。目前我国医疗保障体系还在逐步完善中，社区精神卫生服务体系还在萌芽阶段，家庭看护是目前的主要服务方式。精神障碍患者的家庭照顾可以有效地监督患者服药、落实康复措施、给予心理支持等，有效减少病情复发，节约了卫生资源，在精神卫生服务中起着举足轻重的作用。[④] 但是，由于精神疾病是一类具有长期病程、高复发率的慢性疾病，因其反复发作，不仅使本人劳动能力和经济来源丧失，还不断消耗着家庭的人力资源和财力资源。多数家庭一旦出现精神障碍患者，将面临长期的经济困境，甚至因病致贫，无法维持治疗。[⑤]

2.5.5　精神障碍患者及其家庭的抗逆力

部分精神障碍患者经过治疗康复后，恢复社会功能，重返社会，这部分精神障碍患者及其家庭的抗逆力（Resilience）较强。

---

① M. R. Salleh, "The burden of care of schizophrenia in Malay families," *Acta Psychiatrica Scandinavica*, Vol. 89, No. 3, 1994.

② 宋立升：《精神病患者对家庭的影响：家庭负担》，《国外医学　精神病学分册》1991 年第 4 期。杨晓斌等：《云南基诺族精神分裂症患病率的 30 年随访研究》，《中国神经精神疾病杂志》2011 年第 8 期。

③ Wai-Tong Chien, Sally WC Chan, "The perceived burden among Chinese family caregivers of people with schizophrenia," *Journal of Clinical Nursing*, Vol. 16, No. 6, 2007.

④ 任赐儿、鲜文艳：《社区精神病人家庭管理的思考》，《残疾人研究》2012 年第 3 期。

⑤ 高隽、易春丽：《精神分裂症患者对家庭和其他家庭成员的影响》，中国科协年会论文，北京，2006 年。

自 20 世纪 60 年代以来，西方学者就开始研究抗逆力。[①] 抗逆力也成为近期中国学者研究的热点。[②] 根据以前的定义，我们将抗逆力定义为：在遭遇外界干扰之后，将一整套适应能力联结起来的导向积极正向的功能运作和适应的过程。图 2 是精神障碍患者及其家庭抗逆力时间变迁模式，其中我们试图解释抗逆力与阻抗、脆弱性的关系。在面对精神障碍及其带来的个人、家庭、社会负担的时候，只有在资源足够充足和可快捷获取的基础上，家庭抗逆力才会出现以恢复正常的功能并适应改变的新环境。当资源不充足的时候，脆弱性就会出现，并出现持续的功能失调。简言之，精神障碍越严重、持续的时间越长，就需要越多的资源来培育家庭抗逆力。资源包括精神障碍患者、家庭、社区、社会和政府的软性和硬性资源。

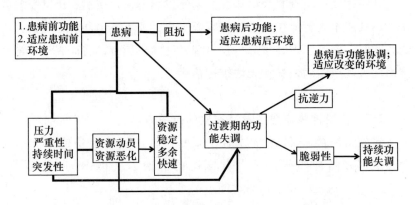

图 2　精神病人及其家庭抗逆力时间与因素变迁模式

①　Michael Rutter，"Resilience in the face of adversity. Protective factors and resistance to psychiatric disorder，" *British Journal of Psychiatry the Journal of Mental Science*，Vol. 147，No. 6，1985.

②　乔倩倩、贾志科：《"抗逆力"研究现状述评与展望》，《社会工作》2014 年第 5 期。

2.6　国际经验

2.6.1　建立完善的法律制度保障体系是应对精神疾病挑战的基础

法国的精神病学对世界精神病学的发展做出过重要贡献，它是最早将精神病人视为病人的国家，并提出了"疯子"是病人，而不是魔鬼和罪人，应该享受正常人的待遇，并于 1838 年 6 月 3 日制定了第一个关于保护精神病患者和群众的法律。法律规定建立精神病专科医院，专门治疗精神病患者，后又出台相关法律，使精神病人的人身和财产受到保护，改变了社会公众对精神病人的态度，改善了精神病人的治疗和生活环境。英国现行的是 1983 年的《精神卫生法》，包括法规的适用、强制入院和监护、患者财产和事物的管理、地方政府各种功能等部分；同时还制定了《精神卫生法工作守则》。英国的精神卫生法对英联邦国家，以及对美国和欧洲国家都有较大的影响。日本现行的法律是 1995 年的《精神卫生和福利法》，包括总则、精神卫生和福利中心、地区精神卫生福利委员会和精神病学检查委员会、医学护理和保护等部分。成熟、健全的法律制度为这些国家和地区精神卫生事业的发展提供了强有力的保障。

2.6.2　国际社会社区精神卫生服务模式

在精神卫生事业比较发达的国家，精神病医院规模逐渐缩小，服务质量不断提高。很多发达国家的大型精神病院数量明显减少，小型公立精神病院和私立精神病院的数量明显增加，在综合性医院中开设精神科的数量明显增多，患者的平均住院日也明显缩短。

为了避免精神病人因长期住院而脱离社会日趋衰退，英格兰的精神卫生工作中心由精神病院转向社区，不少精神病院关闭，以每 10 万人口的精神病床位数计，1954 年为 354 张，到 1993 年降至 100 张；床位在 100 张以上的精神病院由 1975 年的 130 所降至 1996 年的 50

所。与此相反，小规模的、服务设施优良的精神病院数量却在不断增长。①

在法国历史上，公共机构对精神病人的照顾始于 17 世纪，首次在综合医院为精神失常者设置病床。法国从 17 世纪到 19 世纪，在全国范围内逐步建立和完善了在世界上独具特色的精神卫生服务体系，即以精神病院为中心，分片覆盖到社区的精神卫生服务模式，被称做"分区化"模式。分区化服务的成功之处在于大型专业化精神病院和社区精神卫生服务中使用了同一支队伍和资源，并使其有机组合在一起，为病人提供全方位的精神卫生服务。②

法国的精神卫生机构分为 4 个部分：一是治疗中心，包括心理治疗中心、日间医院、周间医院（患者在这最多只能住 1 周）、随访接待机构，但不包括急诊。治疗旅店，主要收治慢性患者，其治疗用房由医疗机构去寻找，并有一套管理体系。在治疗旅店里，晚上无护士、医生值班，由旅店负责。这种模式费用低，主要起中转作用。二是儿童社区中心，主要针对有精神障碍的儿童，强调预防精神疾病从儿童开始，儿童与母亲的关系是儿童精神心理问题的一个着手点。三是戒毒中心，20 世纪六七十年代，吸毒人群剧增，1980 年出现艾滋病，给戒毒工作带来很多新的问题和变化，艾滋病出现，基层医院担负第一线控制预防艾滋病的工作。年轻人吸毒有心理和社会问题，也有精神问题。因此，对他们要做很多工作，预防扩散，而且这个工作涉及部门很多，应从不同角度为这些人群提供帮助。四是急诊接待和分流指导中心。精神科急诊主要负责的患者有自己主动就诊的患者，以及基层医院和其他医院急诊室送来的患者。在急诊室看过后，急诊中心将指导分流这些患者。在急诊中心设有兴奋室，急诊中 30% 是精神分裂症，30% 是焦虑抑郁，30% 比较复杂，如吸毒、人格障碍等。③

---

① 图雅：《我国精神卫生工作的现状及发展策略研究》，《卫生软科学》2008 年第 2 期。

② 严和骏：《法国精神病分区治疗概况介绍》，《上海精神医学》2007 年第 2 期。

③ 曹连元等：《法国精神卫生服务的管理及其机构设置》，《中国临床康复》2005 年第 20 期。

2.6.3 国际社会针对精神障碍患者的社会支持体系

许多国家能够正视社会对精神卫生服务的巨大需求，已经形成比较完备的服务体系。在费用支付方面，通过提供服务可以从 3 个渠道获得经济来源：（1）医疗保险：法定医疗保险机构或私人保险对具有系统理论、成熟技术的服务项目提供支付，如对有某些特定指征的门诊或住院病人的精神药物治疗、行为治疗、精神分析治疗、家庭治疗、危机干预等；（2）政府资助、社会救济：政府或慈善机构提供资助，通过管理、医疗、心理咨询或康复－收容机构，向弱势人群提供免费或优惠服务；（3）自付费用的特需服务。部分患者或咨询顾客求助意识强，以高于一般定价的费用支付服务。

在法国，住院治疗费用都由医疗保障体系负责，而不是国家对医疗保险经费作出预算。国家要求企业必须给职工买医疗保险，个人必须从工资内扣除医疗保险费用形成专项医疗保险经费。国家对精神病院的经费预算是根据医院收入、医疗活动内容作安排，并与质量、数量挂钩，每年的医疗经费投入中有 320 亿法郎用于全国的精神科。同时，还增加了社区精神康复机构、医疗心理卫生中心及各种随访服务，并提供出院后维持治疗设施。①

在美国，没有精神科医生，没有心理治疗师，就不能称其为医院。加拿大也认为"和谐社会，民主发展一定要有精神科医生的参与"。国际上通行的精神卫生人力资源队伍模式，主要由精神科医师、临床心理学家和社会工作者构成。德国、奥地利和瑞士的精神卫生事业较为发达，分科精细，医学中有分支学科如心身医学、心理治疗医学与精神科医师共事；心理学家队伍庞大；社会工作者还分为社会工作与社会教育两部分。欧洲著名医学中心海德堡人口仅 13 万，精神卫生人员多达 600 余人。美国心理学家队伍势力很强，多数综合大学设有心理学系，其中 40％ 左右学生毕业后从事临床心理学工作。

---

① 曹连元等：《法国精神卫生服务的管理及其机构设置》，《中国临床康复》2005 年第 20 期。

奥地利于 20 世纪 90 年代在世界上率先专门为心理治疗立法；美国医学生就读期间花在心理行为相关课程的时间接近内科学和外科学；精神病学、行为医学是医师执照考试的主干科目；心理学家通过考试获取执业执照，可以申请开业或加入医疗机构。①

① 王祖承等：《欧美 10 国精神卫生工作的现状》，《精神医学》2000 年第 S1 期。严和骏：《法国精神病分区治疗概况介绍》，《上海精神医学》2007 年第 2 期。谭友果等：《美国精神卫生体系的概况及对我国精神卫生工作的启示》，《四川医学》2008 年第 4 期。

第3章　概念界定与研究框架

3.1　核心概念的界定

3.1.1　精神障碍

精神障碍是一种精神疾病，是指由各种原因引起的感知、情感和思维等精神活动的紊乱或者异常，导致患者明显的心理痛苦或者社会适应等功能损害。[①] 一般而言，精神障碍的致病因素是多方面的，既有先天遗传、个性特征及体质因素、器质性因素，也有社会环境因素。许多精神障碍患者有妄想、幻觉、错觉、情感障碍、哭笑无常、自言自语、行为怪异、意志减退等症状，绝大多数患者缺乏自知力，不承认自己有病，不主动寻求医生的帮助。

3.1.2　精神卫生服务

世界卫生组织将精神卫生服务定义为以促进、恢复和维持精神健康为主要目的的所有活动，即"提供有效精神卫生干预的各项措施"，包括以改善精神健康为目标的所有组织[②]和资源。[③]

[①] 信春鹰：《中华人民共和国精神卫生法解读》，中国法制出版社 2012 年版。

[②] 如精神病院、综合医院精神科、社区精神卫生门诊、日间照料机构、精神康复场所、精神卫生社会服务组织等。

[③] 肖水源：《精神卫生服务评估的基本框架》，《中国心理卫生杂志》2010 年第12 期。

3.1.3　政策资源

政策资源是现代政治国家中可为国内外利益相关者开发和利用的、能给利益相关者带来影响的各种政策价值要素的总称。[①] 政策资源分为有形资源和无形资源，前者包括机构设置、人员经费、场所设备等，后者包括经济、社会、文化、法律等诸多领域的制度、规范、规章、规划等政策，本文重点关注收入保障、医疗保障、卫生服务等领域的政策资源。

3.1.4　家庭资源

家庭资源是指维持家庭的基本结构和功能，应对各种危机事件，满足家庭成员发展需求的物质和精神方面的支持。家庭资源分为内部资源和外部资源，内部资源有家庭成员间的经济支持、情感支持、安全保护、信息交流等。外部资源有经济、文化、教育、职业、卫生服务等资源。家庭资源的充足与否，直接关系到家庭及其成员对压力和危机的应对和适应能力。

3.1.5　照料模式

照料是指因生理、心理受损或功能紊乱导致生活部分或完全不能自理，在一定时期内需要别人扶助才能完成疾病诊治和日常生活等任务。常见的照料模式有居家照料及机构照料两大类。居家照料是指被照料人居住在家中，由配偶、子女、亲属、朋友及其他人员提供照料的方式。机构照料是指被照料人在各类专业服务机构中集体生活，由机构服务人员提供疾病诊治和生活护理的方式。

3.2　理论框架的历史维度：照料模式的发展路径

20 世纪法国著名哲学家米歇尔·福柯的经典著作《疯癫与文明：

[①] 杜宝贵：《公共政策资源的配置与整合论纲》，《广东行政学院学报》2012 年第 5 期。

理性时代的疯癫史》勾勒了一幅关于疯癫文明的演变图。在他看来，疯癫史并不是疯癫的历史，而是人们怎么看待疯癫的历史。[①] 从无人看护到机构照料再回归居家生活的变迁路径，一定程度上反映了人类与精神疾病斗争的历程，深刻映射了人们对待精神障碍患者的态度。照料模式是精神卫生服务体系中最为核心的部分。它是特定历史时期基于精神卫生领域诸问题的科学认识、医疗技术的发展，在一系列支持因素支撑下而构成的。可以说，精神病学的发展历史就是照料模式的变迁史。

3.2.1　机构照料模式的兴起是文明进步的产物

精神疾病在历史上不是一个医学问题。精神疾病与人类其他疾病一样古老，严重影响着人类的身心健康。在不同的社会文化环境下，人们对于精神疾病有着不同的称谓。比较常见有"疯癫""癫狂""狂躁"等名称，而精神病人则被称为"疯子""疯人"。虽然包括传统中医药学等在内的医学实践在数千年的历史长河中，从未停止与精神疾病的斗争，直到18世纪结束之前，人们并没有将罹患精神疾病的人当做病人对待。

错误认知导致了对待精神病人的非人道方式。照顾精神病人是一个家庭而非社区的事情，没有收容所或精神病院之类的专门照料机构。那时候，无论是政府、社会或者公众对精神病人这一特殊群体的关注很不够。他们不受法律保护，那些"有幸"被家人"照顾"的精神病人，因为被看成家庭的耻辱而被拘禁在家中，或者被关在地窖里，或藏在牲畜栏中，或者被用链子拴在家中黑暗的角落。[②]

那些无人照料的精神病人，只能四处流浪，或者被放逐到荒郊野岭。由于没有尊严，没有地位，精神病人承受着巨大的折磨和痛苦。按照爱德华·肖特（Edward Shorter）的说法，"在一个没有精神病学的世界里，与其说人们宽容或放纵这些精神疾病，不如说对它们的处

---

① 杨芳芳：《浅析福柯的〈疯癫与文明〉》，《学理论》2012年第20期。
② 赵秀荣：《17—19世纪英国关于疯人院立法的探究》，《世界历史》2013年第5期。

置是粗暴的和缺乏同情心的"①。

禁闭的发明：从无人照料到合法的监禁。在中世纪和文艺复兴时期（15—16 世纪），作为社会秩序最大威胁的麻风病逐渐被控制，疯癫在这时开始取代了原来麻风病的角色。人们对待疯子的态度也延续了从前对待麻风病人的方式，把他们置于社会的边缘，对他们实行隔离、监禁、驱逐、抛弃，甚至处死。他们通常和其他罪犯关押在一起，或被当做牲畜一样看待，通过"愚人船"被净化和放逐。到了古典时期（17—18 世纪），由于人们认为疯癫具有了道德败坏的意味，人们就像驱逐其他社会垃圾一般把它驱逐到另一个世界，即"资产阶级伦理"界限之外的世界。这个时期对疯癫的治疗与医学无关，而只能用纪律和残忍来驾驭这摆脱束缚的兽行。② 随着 1656 年巴黎总医院的成立，对疯子的禁闭也从此开始。由于疯子被认为与流氓、乞丐一样会对社会造成威胁，为了维护社会的公共安全，英国颁布了第一部专门针对疯子的《1744 年法令》，这一法案确立了对精神病人进行监禁的合法性。人们认为，禁闭的手段可以束缚疯子的肉体和道德，迫使他们工作，使他们的罪恶得以消减，道德得以升华。③

作为主要治疗措施的收容院照料模式。西方启蒙运动时期，人们对精神病人的态度发生改变，开始将他们看做生病的人。特别是皮内尔（Philippe Pinel）的"解除病人的枷锁和以人道主义态度对待精神病人"思想开启了对精神病人的解放运动，被称做精神病学历史上的第一次革命。从此以后，治疗性收容院如雨后春笋般在各地建立，机构照料模式开始走上历史舞台，成为应对精神疾病的主要措施，也奠定了现代精神病学作为一门医学专科的基础。在肯定皮内尔的历史性贡献的同时，应当指出，收容院里的医生们对疯癫所采取的缄默、

---

① ［美］爱德华·肖特：《精神病学史：从收容院到百忧解》，韩健平等译，上海科学教育出版社 2008 年版，第 5 页。

② 刘琪：《作为物的身体和作为疾病的疯癫——读〈疯癫与文明〉》，《西北民族研究》2006 年第 1 期。

③ 黄晖：《疯癫的沉默与理性的独白——解读福柯的〈疯癫与文明〉》，《法国研究》2010 年第 1 期。

镜像认识和无休止的审判等治疗手段与医学的方法没有任何关系。表面上看，这些方法褪去了之前的道德和宗教色彩。从本质上分析，这些方法不过是另一种让疯子承认自身疯癫的荒谬与错误的手段。在这些精神病院中，医生不仅成了科学的代言人，还被塑造成为父亲和法官的象征，起着绝对的主导作用。

机构照料模式促进了现代精神医学的发展。治疗乐观主义给予了医师们根除精神错乱的信心。在电痉挛疗法、胰岛素昏迷疗法、休克疗法、发热疗法等既危险又伴随巨大痛苦的生理性治疗方法曾经被广泛尝试，但是收效甚微。之后出现的精神分析治疗方法被认为只是生物—医学模式的精神病学在自身发展过程中的一个"断裂"。因为第一种抗精神病药物氯丙嗪的偶然发明，不仅建立了精神药理学这门新兴学科，更是直接推动了照料模式的又一次变革。因抗精神病药物表现出的非凡效力和高度可控性，让患者回归家庭生活成为可能。

比如，1845 年的《收容所法案》颁布后，英格兰和威尔士的收容所收治患者数量从数千人飙升至 20 世纪 60 年代的 15 万人以上。直到 20 世纪 60 年代中叶，精神病院（后来改称精神病医院）一直是英国精神疾病治疗的主要场所。随着抗精神病药物的发现和使用，精神病院的住院患者数量逐渐下降至 1995 年的不到 5 万人。[①]

3.2.2　"去机构化运动"与机构照料模式的衰落

随着时间的推移，大量的精神病人被收治入院，使得收容院人满为患。同时，20 世纪初期的经济大萧条也使政府投入收容院的经费开始减少。多数收容院的条件开始恶化，导致大量精神病人在条件恶劣甚至无法满足基本人权的收容院中度过余生。由于治疗手段单一，包括电痉挛疗法、胰岛素昏迷疗法、休克疗法、发热疗法等既危险又伴随巨大痛苦的生理性治疗方法给患者带来了极大痛苦，以及长期封闭住院治疗引起的社会功能衰退等弊端开始受到广泛质疑。改革传统

---

① Turner, Trevor, "The history of deinstitutionalization and reinstitutionalization," *Psychiatry – interpersonal & Biological Processes*, Vol. 3, No. 9, 2004.

的精神病院照料模式、发展社区康复的呼声在第二次世界大战之后开始受到广泛关注。

　　长期的住院治疗容易造成精神病人的社会功能的损害：一是面临陌生环境的挑战。病人到医院寻求住院治疗是希望能够治愈疾病并康复出院。在住院之前或初期，患者将面临与家庭截然不同的陌生环境，要遵守医院的各项规章制度和要求。这种长期的封闭的生活空间让患者失去了自主的生活状态，个人也难以享有较多自由的活动空间。同时，患者还要与熟悉的家人分离。二是自我认同感的迷失。自我认同是感受自我价值及自尊的重要来源。一旦患者失去了正常的工作、学习和生活，也就失去了作为社会人的正常的社会身份。随着住院时间的延长，作为病人的身份意识会不断强化，而作为社会人的意识会逐渐减弱。三是自主权的丧失。在医院封闭的治疗和生活环境中，患者必须听从医护人员的各种安排，这些医疗活动迫使病人几乎完全丧失自主和控制的能力。四是个性化需求被忽视。长期住院患者很容易被医护人员所忽视，个性化需求难以得到满足。五是缺乏有效的沟通。在长期机构照料环境中，医护人员由于工作忙碌、见惯不惊等原因，与病人的沟通极其缺乏。六是长期住院容易引起病人的焦虑、哀伤情绪及退行性行为等心理和行为反应。[①]

　　美国的"去机构化运动"引人注目。1955 年，美国公立精神病院收治的精神病人数量达到历史高点 55.9 万人，而同期美国总人口数仅 1.65 亿人。1998 年收治的精神病人数量下降到了 57151 人，而美国总人口数已经增长到 2.75 亿人。在大约 40 年的时间内，美国精神病人的床位占有率从 339 张/10 万人下降到不到 21 张/10 万人。[②]

　　"去机构化运动"带来了精神卫生服务模式的根本转变，特别是北美、欧洲和澳大利亚等地已经形成了较为成熟的以多种形式社区精神卫生服务体系为主，结合急性和重性精神病人入院治疗的精神卫生

---

　　① ［澳］普雷斯顿等主编：《现代社区精神医学》，人民军医出版社 2009 年版，第 109 – 111 页。

　　② H. Richard Lamba, "Deinstitutionalization at the beginning of the new millennium," *New Directions for Mental Health Services*, No. 90, 2001.

服务模式。社区精神卫生服务的广泛开展，使精神科床位大大减少，患者及其家属的经济负担和心理负担逐渐减低，病人的生活质量得到极大改善，复发率明显减少，患者的社会功能逐渐恢复，多数能够像正常人一样地生活、工作和学习。当前，居家照料已经成为西方精神卫生服务的普遍方式。同时，在综合性医院中设置的精神科门诊数量也有了较大幅度增长，患者的平均住院日也明显缩短。经过50多年的实践，社区精神医学在西方国家中迅速发展并逐步完善，形成了以多种形式社区精神卫生为主，与急性和重型精神病人入院治疗相结合的精神疾病诊疗和康复模式。由于社区精神卫生服务的广泛开展，精神障碍患者及其家庭的经济负担逐步降低；患者的生活质量得到极大改善；复发率明显减少；病人的社会功能逐渐恢复，多数病人可以像正常人一样在社区生活、工作和学习。

　　"去机构化运动"也面临诸多挑战。在许多发展中国家，机构照料模式依然是精神卫生服务的主要方式。① 虽然"去机构化运动"弱化了慢性精神病人的长期住院方式，成功地减少了长期机构照料的床位数量，但是也存在一些不能忽视的缺陷。一是出院前的准备不足。在西方一些国家，由于出院前的准备不充分，一些患者在还没有得到很好治疗的情况下就被迫出院。虽然没有确切的统计数据，但是一些研究指出美国无家可归的流浪人口数量在20万—200万。其中，相当高比例的流浪者是精神病人。据估计，有1/4—1/2的流浪者是没有得到很好治疗的重性精神病人。② 二是社区精神卫生服务的不足。非住院化关切的是将促使长期住院患者回归社区，但在普通医院设置精神专科以及完善社区康复治疗设施的措施还没有完全实现。而社区的精神卫生服务效果则没有得到足够的重视，很多患者难以在社区得到所需的专业卫生服务。三是缺少社会融入。西方国家的研究表明，

---

① Walid Fakhoury, Stefan Priebe, "Deinstitutionalization and reinstitutionalization: major changes in the provision of mental healthcare," *Psychiatry – interpersonal & Biological Processes*, Vol. 6, No. 8, 2007.

② David Mechanic, David A. Rochefort, "Deinstitutionalization: An Appraisal of Reform," *Annual Review of Sociology*, Vol. 16, 1990.

预期的精神病人的社会融入之路并不容易。多数精神病人仍然难以找到工作，只能依靠服务的资助和照料。他们的住房十分简陋，很少有与除家庭成员以外的其他人员的社会联系。基于这些原因，一些国家也出现了精神病人的"再住院化"现象。[①]

3.3 照料模式发展路径给本研究的启示

3.3.1 照料模式：考察精神卫生服务体系的切入点

前已述及，照料模式是精神卫生服务体系中最为核心的部分。它集中体现了特定历史时期人们对于精神卫生领域诸问题的科学认识、医疗技术的发展水平，以及社会维度的一系列支持因素。它既是我们剖析精神卫生服务体系的切入点，又是构建科学合理的精神卫生服务体系的抓手。

选择合适的照料模式，直接关系到精神障碍患者的疾病诊治、全面康复、回归社会的目标能否实现。从精神障碍患者及其家庭选择照料模式入手，一方面可以考察精神卫生、社会保障、社会救助、医疗保险等宏观政策对其支持状况，另一方面也可以观察精神障碍患者及其家庭应对精神疾病的策略，从而分析其政策需求。

表2列出了住院治疗方式和居家照料模式的主要特点：

表2　　　　　　居家照料和住院治疗两种方式的区别

居家照料	住院治疗
以家庭为中心	以患者为中心
生物—心理—社会干预方式	治疗为主的生物医学干预方式
生活质量的提升	精神症状的改善
服药指导稳定精神状态	长期照料以管控和遏制病人
开放的社区生活	封闭式的环境
患者主动融入社会生活	患者被动地接受所提供的照顾

---

① Walid Fakhoury, Stefan Priebe, "Deinstitutionalization and reinstitutionalization: major changes in the provision of mental healthcare," *Psychiatry – interpersonal & Biological Processes*, Vol. 6, No. 8, 2007.

3.3.2　考察照料模式的政策含义：研究精神障碍患者的政策需求

前已述及，依托社区精神卫生服务的居家照料模式是较为理想的照料模式，而重庆地区的实际却是机构照料占到近35%，这个比例明显偏高，不利于患者的康复、回归社会。我们考察是什么原因导致患者不能居家照料而选择机构照料，这些原因，就包含着他们的政策需求。例如，一位中年、单身的精神障碍患者，照料他的父母年事渐高，疾病缠身，于是就只能把他送到机构。这一现象表明，这类因父母年纪大而使家庭照料资源渐行枯竭的家庭，需要的是社区对患者及其家庭提供一系列的精神卫生服务支持，来使其尽量生活在家庭—社区之中。这就是这类病人的政策需求，而我们的政策设计在这方面是一个空白。如此等等。明乎此，在建构切合中国实际的、科学合理的精神卫生服务模式时，就有了必要的认识前提。

这就是本研究考察照料模式及其导因的意义。

3.4　研究框架

本章研究的框架请看图 3：

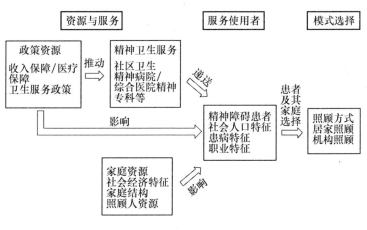

图 3　概念框架

3.4.1 精神障碍患者的社会人口学特征直接关系到照料模式的选择

经验表明，严重精神障碍患者多是中青年时期发病，极易因为疾病引起辍学和缺乏职业技能训练的机会，从而使他们在教育水平、职业技能、自我管理等方面都缺乏与其他劳动者相竞争的能力，加上多数患者及其家庭在患病后主动与社会隔离，以及缺乏寻找工作机会的社会网络等因素，患者很难有工作的机会。同时，中青年发病的患者，尤其是男性很难有婚姻，一生都可能处于单身状态，只能依赖父母或其他近亲属的照料。上述这些因素都可能导致精神障碍患者长期处于社会生活的弱势地位。

3.4.2 家庭照料是患者回归社会的重要基础

（1）生物—心理—社会医学模式不再以患者生理意义上的痊愈作为康复或健康的核心定义，而是更加强调患者生活、职业和社会功能的全面恢复。因此，家庭照料对于患者回归社会就显得十分重要。社会医学研究表明，家庭成员对于疾病的反应以及疾病对家庭功能的影响程度与患者的康复和回归有着密切关系。[1] 特别是面对需要长期照料的精神障碍患者，家庭承受的压力和困难是长期和艰巨的。

（2）家庭是精神障碍患者的核心保障资源。《婚姻法》《民事诉讼法》和《精神卫生法》等国家法律都明确了监护人对于患有精神疾病的家庭成员的责任和义务。按照福利多元主义的观点，福利是全社会的产物，市场、雇员、家庭和国家都要提供福利，放弃市场和家庭，让国家承担完全责任是错误的。[2] 如果国家承担过多的社会福利保障责任，家庭的责任就容易被弱化，家庭资源的调动就不会很充分。

---

① 张金钟：《医学模式转变在实践上为何滞后》，《医学与哲学》1996 年第 7 期。

② 周缘园：《"福利多元主义"的兴起——福利国家到福利社会的转变》，《理论界》2013 年第 6 期。

3.4.3　家庭资源分配的合理性影响着患者照料模式的选择和持续性

精神障碍患者受家庭经济条件的限制，经常徘徊于满足家庭经济的需要和满足疾病治疗的需要之间。这种情况下，患者的治疗就会受到很大的影响，有时候甚至因为家庭条件的限制而影响到疾病的康复和患者的回归社会。包括潜在照料人数量、素质、受教育程度、文化、职业、社会地位以及身体健康状况等要素在内的家庭人力资源是关系到精神障碍患者照料模式选择的决定性因素之一。父母健在、有配偶和兄弟姐妹数量较多的患者有着丰富的人力资源，应当能够为患者提供持续的照料。随着独生子女数量的增多，当前和今后一个时期的精神障碍患者的照料资源在逐渐减少。

3.4.4　精神卫生服务体系应当树立"预防为主，防治结合，康复支持"的"全人医疗照顾"理念

多数患者即使康复出院也宁愿待在封闭的家庭环境中而不愿意参加社区活动，很大原因是社区对精神疾病的误解以及对精神疾病患者的歧视和排斥。在精神卫生社会服务体系建设中，应当加强社区精神卫生知识的宣讲和社区接纳的倡导，为精神障碍患者的社会融入营造良好环境。家庭照料者是精神障碍患者最重要的首要的帮助者和支持者，然而，家庭照料者在面对患者疾病发作的时候又总是感到无助和孤独感。社区精神卫生服务资源应当得到大力的开发和发展。

3.4.5　政策资源影响着患者的照料模式和照顾质量

政策本身就是一种资源，是能够带来资源的稀缺性资源。影响精神障碍患者照料模式的政策资源主要有收入保障政策、医疗保障政策和卫生服务政策等 3 类。收入保障政策、医疗保障政策和卫生服务政策等资源的有效利用有助于精神障碍患者及其家庭维持基本生活，有助于保障患者能够及时就医并得到及时救治，改善患者的健康状况。收入保障是否充分决定了家庭在患者疾病治疗上投入资金的能力，医疗保险政策的可及性和保障力度决定了患者能否得到及时的医疗卫生服务。

第 4 章　精神疾病的生活保障、医疗保障和精神卫生政策体系分析

我国的福利体系中，正规就业是一个福利通道，只要有了正规就业的身份，就会有系列的福利保障，这一制度设计的合理性自然毋庸置疑。另外，本着以人为本的原则，那些就业困难的弱势群体，也应当有低水平的福利制度的覆盖，以保证他们基本生存所需。但是，我们在制度设计上常常会忽略后者，造成后者受到福利体制的系统排斥。这类群体，由于就业困难本身已经受到收入保障的困扰，再加上其他基本生活保障的缺失，很容易陷入困境。本研究关注的精神障碍患者就属于这一类弱势群体。在本章和第 5 章，笔者将分析精神障碍患者如何遭到社会福利体制的系统排斥。

4.1　生活保障体系分析

人都是在家庭中生活与发展的，对于精神障碍患者来说，其治疗和康复更加离不开家庭支持。同时，由于精神疾病的康复是一个长期过程，需要付出极大的经济成本，一些家庭不堪经济上的压力，每一个精神障碍患者都可能影响到一个甚至几个家庭的生活。有效地针对精神疾病患者的生活保障体系应当在保障患者基本生活的同时，注意提升家庭功能、减轻家庭压力、提高家庭生活质量，从而为精神障碍患者的全面康复和回归社会创造条件。

一般而言，精神障碍患者的经济来源主要有以下 5 个方面，即：
（1）劳动收入；（2）退休金或基本养老金；（3）家庭成员的供养；
（4）最低生活保障；（5）慈善捐助。但是，由于精神疾病对劳动能
力的破坏性强，多数患者在疾病发作期间或慢性康复期间劳动能力较
弱，客观上造成了精神障碍患者的经济来源少，结构单一，经济自给
能力严重不足。

4.1.1　劳动收入

4.1.1.1　政策规定

按照《精神卫生法》的规定，已经接纳了精神障碍患者的用人
单位应当根据精神障碍患者的实际情况，安排患者从事力所能及的工
作，保障患者享有同等待遇，安排患者参加必要的职业技能培训，提
高患者的就业能力。为了保障精神疾病患者的合法权益，人事部颁布
的事业单位人员聘用制度中也明确规定，患有精神疾病的受聘人员不
得被解除聘用合同。同时，《事业单位试行人员聘用制度有关问题的
解释》第 6 条做出了更加明确的解释，"经指定的医疗单位确诊患有
难以治愈的严重疾病、精神病的，暂缓签订聘用合同，缓签期延续至
前述情况消失；或者只保留人事关系和工资关系，直到该人员办理退
休（退职）手续。经劳动能力鉴定委员会鉴定完全丧失劳动能力的，
按照国家有关规定办理退休（退职）手续。"因此，对于发病前已经
在国家机关事业单位工作的精神障碍患者，他们的经济收入基本都能
得到有效的保障。

但是，多数精神障碍患者是在民营企业就业或根本没有机会就
业。因此，《精神卫生法》第 70 条专门规定了县级以上地方人民政
府及其有关部门应当采取有效措施扶持有劳动能力的精神障碍患者从
事力所能及的劳动，并为已经康复的精神障碍患者提供就业服务。国
家对安排精神障碍患者就业的用人单位依法给予税收优惠，并在生
产、经营、技术、资金、物资、场地等方面给予扶持。

4.1.1.2　政策落实的问题

在用人单位自主用人的大环境下，精神障碍患者的就业形势不容

乐观。多数患者只能通过隐瞒病情来谋求就业岗位。因此，通过劳动收入来维持生活的渠道对于多数精神障碍患者来说，在现实中还存在很多困难。

4.1.2　退休金或基本养老保险金

4.1.2.1　因病退休或退职精神障碍患者退休金或基本养老保险金

对于有工作单位并达到因病退休或退职条件的精神障碍患者，只要经劳动能力鉴定委员会鉴定为完全丧失劳动能力的，按照国家有关规定可以办理退休或退职手续。虽然退休金的标准相对正常退休要低很多，但是仍远高于最低生活保障金待遇。

4.1.2.2　精神障碍患者个人身份参加城镇企业职工基本养老保险

全国各地已经相继建立了以个人身份参加城镇企业职工基本养老保险制度，各地制度略有差异。以重庆市为例，重庆市从 2015 年 1 月 1 日开始，凡年满 16 周岁，未达到国家规定退休年龄的灵活就业人员，有参加基本养老保险的意愿且具有缴费能力、愿意承担缴纳基本养老保险费义务的，都可以自愿申请参加城镇企业职工基本养老保险。对于有工作经历的城镇失业精神障碍患者以及城镇个体工商户及其雇工，都可以以个人身份参加基本养老保险。

参加职工基本养老保险的精神障碍患者在退休后的待遇将高于城乡居民基本养老保险待遇，因此能够很好地保障患者的基本生活。尤其是对于由父母担任照料人的患者来说，一旦父母无法继续照顾患者，患者的生活保障将面临极大困难；如果患者能够参加职工基本养老保险，将对其退休后的生活有较好的保障。

4.1.2.3　精神障碍患者个人身份参加城镇企业职工基本养老保险的问题

城镇企业职工基本养老保险存在的一个问题就是对保险人的缴费能力要求高，对于很多经济困难的患者而言，无法承担每年数千元的保险费。因此，应当加强对符合缴纳条件的患者及其家庭的政策宣传，鼓励有经济能力的近亲属资助患者缴费，为患者在达到退休年龄后的生活提供基本保障。同时，为充分利用该项保险政策，也应当鼓励患者在精神症状得到很好控制、精神状况良好的情况下灵活就业，从事一些力所能及的劳动；也可以鼓励患者积极开展康复训练，有能力从事个体经营劳动，增加参与城镇企业职工基本养老保险的机会。

4.1.2.4　城乡居民基本养老保险

2014 年 2 月，国发【2014】8 号《国务院关于建立统一的城乡居民基本养老保险制度的意见》正式发布。至此，新型农村社会养老保险和城镇居民社会养老保险两项制度正式合并实施，标志着统一的城乡居民基本养老保险制度在全国范围内建立。参加城乡居民养老保险的人员的缴费标准目前设为每年 100 元、200 元、300 元、400 元、500元、600 元、700 元、800 元、900 元、1000 元、1500 元、2000 元等 12个档次，参保人可以自主选择档次缴费，多缴多得。城乡居民养老保险待遇由基础养老金和个人账户养老金构成，支付终身。其中，基础养老金最低标准由中央确定，地方各级人民政府可根据实际情况适当提高基础养老金标准。个人账户养老金的月计发标准为个人账户全部储存额除以 139。该意见还明确了对重度残疾人等缴费困难群体由地方政府财政为其代缴部分或全部最低标准的养老保险费（见表3）。

城乡居民基本养老保险制度的建立，为贫困精神障碍患者的养老生活提供了最基本的保障。应当加强该政策对患者及其家属的宣传推广，在自主选择缴费档次和多缴多得的原则下，鼓励自身经济条件许可的患者及其家庭选择较高的档次参保；对于经济确实困难的患者及其家庭，应动员患者近亲属和社会力量资助参保，为患者顺利地居家生活提供基础性的保障。

表 3　　　　　　　　　　**城乡居民基本养老保险政策**

参保范围	基金筹集	特别条款
年满 16 岁（不含在校生），非国家机关和事业单位及不属于职工基本养老保险制度范围的城乡居民	个人缴费、集体补助、政府补贴（最高缴费档次不超过当地灵活就业人员参加职工基本养老保险的年缴费额）	对重度残疾人等缴费困难群体，地方人民政府为其代缴部分或全部最低标准的养老保险费

4.1.3 城乡居民最低生活保障制度

所谓社会救助，是国家和社会为依靠自身能力难以维持基本生活的公民提供物质帮助和服务的制度，最低生活保障制度是社会救助的核心制度之一。

2014年2月，国务院颁布的《社会救助暂行办法》是我国第一部统筹最低生活保障、特困人员供养、受灾人员救助、医疗救助、教育救助、住房救助、就业救助、临时救助等8项制度的行政法规，标志着具有中国特色社会救助制度体系的建立。《社会救助暂行办法》实施后，由政府领导、民政牵头、部门配合、社会力量参与的社会救助工作协调机制基本形成，面向城乡贫困群众的"一次受理、协同办理"的社会救助窗口正逐渐建立。

《社会救助暂行办法》第9条指出："国家对共同生活的家庭成员人均收入低于当地最低生活保障标准，且符合当地最低生活保障家庭财产状况规定的家庭，给予最低生活保障。"给予城乡贫困人口最低生活保障是我国最基本的针对低收入群体的社会保障机制，是保护城乡弱势群体，解决贫困问题，维护社会公平与社会稳定，促进社会和谐发展的重要途径。

1993年6月上海市民政局出台城镇居民最低生活保障线标准，率先试点建立城市居民最低生活保障制度。1997年9月国务院下发《关于在全国建立城市居民最低生活保障制度的通知》，要求1999年年底以前，县级市和县政府所在地的镇要建立起城市居民最低生活保障制度。1999年10月1日起正式施行的国务院《城市居民最低生活保障条例》明确规定："持有非农业户口的城市居民，凡共同生活的家庭成员人均收入低于当地城市居民最低生活保障标准的，均有从当地人民政府获得基本生活物质帮助的权利。"同时，该条例还对城市居民最低生活保障待遇的享受条件、保障标准、申请程序、资金保障、退出机制等做出详细规定。此条例从法律上明确了享受城市居民最低生活保障待遇是陷入困境的城市居民的一项权利。由此，我国城市居民最低生活保障制度正式确立。

虽然，早在1996年民政部办公厅下发的《关于加快农村社会保障体系建设的意见》中就已经明确指出："农村最低生活保障制度是对家庭人均收入低于最低生活保障标准的农村贫困人口按最低生活标准进行差额补助的制度。"直到 2007 年 7 月，国务院下发《关于在全国建立农村最低生活保障制度的通知》（国发【2007】19 号），农村最低生活保障制度才得以普遍建立。当年，享受最低生活保障的农村居民人数较 2006 年大幅攀升两倍多，为 3566.3 万人，享受最低生活保障的农村居民人数在近年来一直保持着持续增加的趋势（图 4），与城市居民最低生活保障享受对象逐年下降的趋势相反。另外，与城市居民最低生活保障制度建立目标略有不同的是，农村最低生活保障制度建立的目标明确了"将符合条件的农村贫困人口全部纳入保障范围，稳定、持久、有效地解决全国农村贫困人口的温饱问题"，并以因病残、年老体弱、丧失劳动能力以及生存条件恶劣等原因造成生活常年困难的农村居民为保障重点。

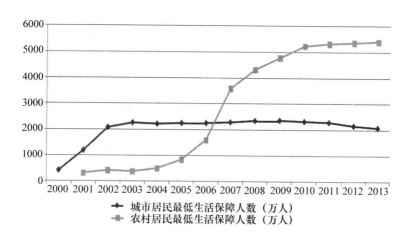

图 4　城乡居民最低生活保障人数变化趋势

资料来源：民政部历年统计数据。

4.1.3.1　城市居民最低生活保障制度

目前，我国仍未建立统一的城乡居民最低生活保障制度，基础性制度主要包括《城市居民最低生活保障条例》和《国务院在全国建立农村最低生活保障制度的通知》（国发【2007】19 号）两个文件。

我国现行的城市居民最低生活保障制度是指对持有非农业户口的城市居民进行的最低生活保障补贴制度，只要是收入水平低于规定的数额，即当地最低生活标准线的公民就具备被救助资格。《国务院关于进一步加强和改进最低生活保障工作的意见》（国发【2012】45号）将户籍状况、家庭收入和家庭财产作为认定最低生活保障对象的3个基本条件，并明确规定了最低生活保障标准应低于最低工资标准。

全国城市最低生活保障对象从2000年的402.6万人迅速上升到2002年的2064.5万人，并在2008年达到历史最高峰2345.6万人，然后缓慢下降（图4）。2013年，超过2064.2万城市居民和5388万农村居民享受到最低生活保障待遇，总计支出1623.6亿元。

（1）保障对象

根据《城市居民最低生活保障条例》规定，我国城市最低生活保障制度的保障对象是家庭成员人均收入低于一定标准的持有非农业户口的城市居民，也就是说申请城市最低生活保障的首要条件是具有非农业户口。

（2）收入条件和计算办法

最低生活保障的收入测算是以家庭为单位的，收入测算范围包括所有共同生活的家庭成员全部货币收入和实物收入，包括法定赡养人、扶养人或者抚养人应当给付的赡养费、扶养费或者抚养费，不包括优抚对象按照国家规定享受的抚恤金、补助金。即共同生活的家庭成员人均收入低于当地城市居民最低生活保障标准的，均有从当地人民政府获得基本生活保障的权利。

此种测算方式并没有考虑到精神障碍患者等特殊人群的实际经济状况。精神障碍患者一旦疾病发作，无论患者之前是否有工作，在相当长的时期内都会丧失劳动能力，没有稳定的收入来源，必须依靠父母或兄弟姐妹等近亲属的经济扶助和支持。同时，一个或多个家庭成员还将承担照顾患者的责任，也将间接影响家庭成员的正常生活与工作，减少收入。因此，有精神障碍患者的家庭资源消耗将随着时间的推移而逐渐加大，并存在家庭经济面临崩溃的困境。因此，在政策制定中，应当充分考虑患有精神疾病等特殊疾病人群的收入保障问题，即预防性干预措施，而补救性再救助。

（3）保障原则

城市居民最低生活保障制度遵循保障城市居民基本生活的原则，坚持国家保障与社会帮扶相结合、鼓励劳动自救的方针。最低生活保障制度的建立与 20 世纪 90 年代初的国有企业改革密切相关，主要是为了解决城镇失业人口的最低生活保障问题而设计的。该政策的主要目标群体是城市中在就业年龄段的有劳动能力但尚未就业的城市居民，这部分群体因为失业而失去了收入来源，生活逐渐陷入困境。《城市居民最低生活保障条例》还明确了在享受城市居民最低生活保障期间，应当参加其所在的居民委员会组织的公益性社区服务活动。

该制度的设计立足于解决目标群体的短期经济困难，而不是解决长期的生活保障问题。很显然，这样的原则对于完全失去经济收入的慢性精神障碍患者来说，是有缺陷的。

（4）保障标准

城市居民最低生活保障标准，按照当地维持城市居民基本生活所必需的衣、食、住费用，并适当考虑水电燃煤（燃气）费用以及未成年人义务教育费用确定。最低生活保障标准的制度设计实行差额补贴原则，除了对无生活来源、无劳动能力又无法定赡养人、抚养人或者扶养人的城市居民可以全额享受最低生活保障标准外，对于尚有一定收入的城市居民，只能按照家庭人均收入低于当地城市居民最低生活保障标准的差额享受。

由于没有考虑到精神障碍患者等慢性消耗性疾病的经济负担问题，最低生活保障标准中没有纳入疾病医治的费用。同时，在一定程度上限制了患者近亲属对患者的经济支持。

值得肯定的是，新颁布的《社会救助暂行办法》第 12 条规定，对获得最低生活保障后生活仍有困难的老年人、未成年人、重度残疾人和重病患者，县级以上地方人民政府应当采取必要措施给予生活保障，为地方政府制定更加有针对性的救助政策提供了依据。

4.1.3.2　农村最低生活保障制度

（1）保障对象

我国的农村最低生活保障制度强调与农村扶贫开发等政策的衔

接，目的是切实解决农村贫困人口的生活困难问题。因此，根据《国务院在全国建立农村最低生活保障制度的通知》的规定，我国农村最低生活保障制度的保障对象是所有家庭年人均纯收入低于当地最低生活保障标准的农村贫困人口，同时因病残、年老体弱、丧失劳动能力以及生存条件恶劣等原因造成的常年生活困难的农村居民也被作为主要救助对象。

我国农村最低生活保障制度的设计主要考虑到了农村居民拥有土地资源的实际，鼓励有劳动能力的农村居民生产自救、脱贫致富。

（2）收入条件和计算办法

农村最低生活保障同样是以家庭为单位计算收入，即共同生活的家庭成员人均收入低于当地最低生活保障标准。

（3）保障原则

农村最低生活保障制度坚持政府救济与家庭赡养扶养、社会互助、个人自立相结合的原则，鼓励和支持有劳动能力的贫困人口生产自救，脱贫致富。

（4）保障标准

农村居民最低生活保障标准，按照当地维持农村居民全年基本生活所必需的吃饭、穿衣、用水、用电等费用确定。在测算中，同样没有考虑到慢性消耗性疾病的经济负担问题。

（5）农村残疾人保障

因为农村最低生活保障制度和扶贫开发政策都是以农村贫困人口为扶持对象，国务院办公厅专门颁发了《扶贫办等部门关于做好农村最低生活保障制度和扶贫开发政策的有效衔接扩大试点工作意见的通知》，要求实现两项制度的有效衔接。在确定扶贫对象时，明确了纳入有劳动能力和劳动意愿的农村低保对象。同时，还将农村低保和扶贫对象中的残疾人，以及被拐卖后获解救的妇女儿童家庭作为重点帮扶对象。为此，中国残疾人联合会专门发文，要求做好农村残疾人最低生活保障制度和扶贫开发政策的有效衔接工作，明确提出在试点地区要制定对农村残疾人普惠和特惠等特别扶助和优惠政策，将识别出的重度残疾、一户多残和老残一体残疾人全部纳入低保对象，按照最高标准发放低保金，并给予定期救济。对于办理了残疾证的精神障碍患者，可以依据上述相关政策享受相应的保障。

但是，无论是国家的城市居民最低生活保障制度还是农村最低生活保障制度，均没有专门地针对精神疾病等长期患病人群的最低生活保障措施。

4.1.3.3　重庆市最低生活保障制度特点

（1）建立了城乡一体的居民最低生活保障制度

重庆市于 2008 年 7 月颁布的《重庆市城乡居民最低生活保障条例》统筹了城乡最低生活保障制度。该条例明确了只要具有本市居民户口的城乡居民，共同生活的家庭成员人均收入低于当地城乡居民最低生活保障标准的，均可申请享受最低生活保障。

（2）明确了城乡居民最低生活保障的参照标准

重庆市最低生活保障制度明确了城市最低生活保障标准应低于当地失业保险金的标准，农村居民最低生活保障标准应高于国家公布的绝对贫困线标准。

（3）明确了残疾人的分户计算原则

该制度明确了家庭月人均收入在当地最低生活保障标准 3 倍以内的已成年且丧失劳动能力的残疾人或长期卧床不起的重病人员可与其父母、兄弟姐妹分户计算。该规定为丧失劳动能力，家庭困难的残疾人享受最低生活保障待遇提供了依据。该规定对已经因病致残并办理残疾证的贫困精神障碍患者有利，但对于在诊疗过程中的困难精神疾病患者或不愿意办理残疾证明的患者则缺乏公平性。

（4）明确了最低生活保障居民的附加待遇

经批准享受最低生活保障待遇的保障对象可持有有效证明文件，按照有关规定可以享受就医、租用廉租房、子女入学、免费职业指导和职业介绍、减免工商登记费用等方面的政策扶持。

（5）实行最低生活保障分类重点救助制度

重庆市将城乡居民最低生活保障家庭中的残疾人员、患有重大疾病者以及 70 岁以上老年人等 6 类对象作为重点救助对象，每月增加救助金额。但在重大疾病人员中不包括精神疾病患者。

表4   全国和重庆最低生活保障政策比较

	原则	保障对象	享受资格	保障标准	针对性条款	备注
《城市居民最低生活保障条例》	短期救助，差额救助，劳动自救	具有非农业户口的城市居民，以家庭为计算单位	人均收入低于最低生活标准	维持性的基本生活所需，适当水、电、煤（气）等支出以及未成年人的义务教育	对无生活来源、无劳动能力又无法定赡养人、抚养人或者扶养人的城市居民可以全额享受最低生活保障标准	以户籍为基础已不适应当前的人口流动性大的特征；救助的精准性相对较弱，没有考虑慢性疾病患者的长期生活保障问题
《国务院在全国建立农村最低生活保障制度的通知》	常年性救助，差额救助，生产自救，脱贫致富	因病残、年老体弱、丧失劳动能力及生存条件恶劣等原因造成常年生活困难的农村居民	家庭年人均收入低于当地最低生活保障标准	维持性的基本生活所需的吃饭、穿衣、用水、用电等费用	重度残疾、一户多残和老残一体残疾人全部纳入低保对象	将病残贫困人口纳入重点保障对象
《重庆市城乡居民最低生活保障条例》	城乡统筹，分类救助	本市贫困居民	共同生活的家庭成员人均收入低于当地城乡居民最低生活保障标准。城市按月、农村按年计算	城市最低生活保障标准应低于当地失业保险金的标准，农村居民最低生活标准应高于国家公布的绝对贫困线标准	困难成年残疾人或长期卧床重病人员分户计算原则；附件的医疗、教育、工商、税收等优惠待遇；重点分类救助原则	分户计算原则让办理了残疾证的困难精神障碍患者享受到低保待遇

4.1.4 家庭成员的供养

我国《婚姻法》第20条规定，夫妻有互相扶养的义务，如果一方不履行扶养义务时，需要扶养的一方有权要求对方付给扶养费。同时，《精神卫生法》第9条也明文规定，禁止遗弃精神障碍患者；第21条规定家庭成员之间应当相互关爱，创造良好、和睦的家庭环境，提高精神障碍预防意识；发现家庭成员可能患有精神障碍的，应当帮助其及时就诊，照顾其生活，做好看护管理。

家庭责任是制定所有与精神障碍患者相关政策的前提。但是也应当看到，在充分利用家庭资源的同时，也要加强家庭资源的保护。在经历了长期的疾病治疗过程后，一些家庭的可用经济和照料资源也将逐渐衰弱和枯竭。可喜的是，《精神卫生法》第 56 条已经明确提出了村民委员会、居民委员会应当为生活困难的精神障碍患者家庭提供帮助，并向所在地乡镇人民政府或者街道办事处以及县级人民政府有关部门反映患者及其家庭的情况和要求，帮助其解决实际困难，为患者融入社会创造条件，这为调动各种资源关心、支持精神障碍患者家庭提供了法律依据。

4.1.5　社会捐赠

《精神卫生法》第 12 条规定了各级人民政府和县级以上人民政府有关部门应当采取措施，鼓励和支持组织、个人提供精神卫生志愿服务，捐助精神卫生事业，兴建精神卫生公益设施，并对在精神卫生工作中做出突出贡献的组织、个人，按照国家有关规定给予表彰、奖励。精神疾病虽然引起了社会的广泛关注，但是社会力量并没有太大的意愿投入精神卫生事业或对精神病人及其家庭给予捐助。

4.2　医疗保障体系分析

当前，我国由城镇职工基本医疗保险、城镇居民基本医疗保险、新型农村合作医疗制度（以下简称新农合）以及面向城乡贫困患者的医疗救助制度共同构成的城乡医疗保障体系，分别覆盖了城镇就业人口、城镇非就业人口、农村人口和贫困人群，从制度上基本实现了对城乡居民的全面覆盖，对保障城乡居民的身体健康起到了积极的作用，在一定程度上缓解了居民"看病难、看病贵"的压力。

然而，当前的医疗保障制度仍然不健全，精神疾病患者家庭支付能力差。中国碎片化的医疗保障体系，不仅造成了对不同群体保障水平的差异，而且大大降低了精神卫生服务的资源利用效率。目前保障水平最好、涵盖服务内容最全面的是职工医疗保险，以就业为基础的职工医疗保险，覆盖门诊、住院和药物补偿，而且水平较高；针对农村居民的新型合作医疗，则大部分只报销住院费用，且报销水平低；针对城镇居民的居民医疗保障，也以报销住院费用为主，补偿水平也不高。这样的政策会导致很多病人选择住院治疗。约有 1/3 的地区没有任何关于精神疾病的特殊政策，其中西部地区没有相关政策的地区比例最大。① 面对高额的医疗费用和其他直接、间接的经济负担，医疗保障制度的不健全严重阻碍了精神疾病患者及其家属主动寻求医疗服务的行为。

4.2.1 城镇职工基本医疗保险制度

按照《国务院关于建立城镇职工基本医疗保险制度的决定》（国发【1998】44 号）精神，我国普遍建立城镇职工基本医疗保险制度工作从 1999 年年初开始启动。

重庆市职工基本医疗保险主要分两种情况，即随单位参加职工基本医疗保险，要求全体在职和退休职工均应参加，并在每月 20 日前通过地税部门征缴，其中个人应缴的医保费部分由单位按月从职工的工资收入中代扣代缴。在缴纳职工基本医疗保险费的同时，一并缴纳大额医疗互助金。参加医疗保险的员工有个人账户使用、住院报销和特殊疾病门诊报销等 3 个方面的医疗保险待遇。单位职工医保的特殊疾病有 21 类，其中包括精神分裂症、心境障碍（抑郁躁狂症）和偏执性精神障碍 3 类精神疾病。办理了医保特殊疾病的参保人员在定点医院的门诊费用可以在扣除了门槛费用后报销 80%—90%。因此，患有精神分裂症、心境障碍和偏执性精神障碍 3 类精神疾病的单位参保人员在定点医院门诊的医药费用是可以报销 80% 的，这极大地减轻了患者的药费负担。

而对于以个人身份参保人员而言，则有参保档次的区别。主要区别在于是否有个人账户设置以及特殊疾病报销两方面。根据现行政策，精神分裂症、心境障碍和偏执性精神障碍等 3 类精神疾病患者要享受特殊疾病的门诊报销待遇，必须参加二档的医疗保险。应该说，

---

① 梁笛等：《我国精神障碍医疗保险政策现状分析》，《中国卫生政策研究》2011 年第 7 期。

重庆市对于城镇灵活就业人员、城镇失业人员或者已经享受了社会养老保险的人员开放职工医疗保险的参保通道，这对于符合条件的精神障碍患者来说，无疑为他们提供了解决高额医药费用的方式。

这里的问题是，每年数千元的保险费用同样让不少精神障碍患者及其家庭难以承受，以重庆市 2015 年为例，2015 年起以个人身份参加城镇职工医疗保险的缴费标准是一档全年缴费 1912.8 元，二档全年缴费 4208.4 元。对于符合以个人身份参加职工医疗保险条件的精神障碍患者而言，能够参加职工医保将是兼顾疾病诊疗效果和减轻经济负担的最佳方案。这需要动员患者的家庭成员或其他近亲属给予资助，同时，如果社会力量能够资助参保，对于这部分患者而言也将是福音。因此，做好患者及其家属的政策宣传，充分发挥政策的效果在政策递送服务中尤显重要。

4.2.2　城乡居民医疗保险制度

党的十七大提出要"加快建立覆盖城乡居民的社会保障体系，保障人民基本生活，到 2020 年建立一个人人享受基本医疗卫生服务的制度"；2009 年 4 月《中共中央国务院关于深化医疗卫生体制改革的意见》（简称《意见》）发布，《意见》提出 2011 年"基本医疗保险制度全面覆盖城乡居民"的政策目标。目前，职工基本医疗保险、城镇居民基本医疗保险、新型农村合作医疗保险等 3 项基本医保制度覆盖人数已经超过 13 亿人，建立统一的城乡居民基本医疗保险制度已经是大势所趋。因此，本书重点分析已经在重庆市实施的城乡居民基本医疗保险政策。

4.2.2.1　参保对象

包括户籍在本市且未参加城镇职工医疗保险的城乡居民；在渝高校大学生；具有本市户籍的新生儿。

4.2.2.2　个人缴费标准

以 2014 年为例，一档个人缴费标准为每人每年 60 元，二档个人缴费标准为每人每年 150 元。

4.2.2.3　门诊报销政策

普通门诊实行定额报销，每年按照一档个人缴纳的居民医疗保险费标准确定。

表5　全国和重庆职工基本医疗保险政策比较

		覆盖范围	缴费方法	统筹账户	个人账户	医疗服务
《国务院关于建立城镇职工基本医疗保险制度的决定》		城镇所有用人单位	用人单位和职工共同缴纳	单位缴纳的70%左右；承担起付标准以上，最高支付限额以下医疗费用的大部分	个人缴费部分以及单位缴纳的30%左右；起付标准以下的医疗费用及起付标准以上，最高支付限额以下医疗费用小部分	制定国家基本医疗保险药品目录、诊疗项目、设施标准　定点医疗机构和定点药店
重庆的职工基本医疗保险制度	职工医保	在职和退休人员全员参保，地税征收	单位8%，个人2%	在职：一级医院：90%；二级医院：87%；三级医院：85%；退休：95%　支付限额3.2万元/年	个人缴纳部分；单位缴纳部分按照年龄段分别划入1.5%～1.7%，退休人员4%	门诊、购药、健康体检等
	大额医疗互助金		单位1%，个人2元/月	统筹基金支付超过3.2万元以上的，统筹基金最多支付50万元	门诊、健康体检等	符合大额医疗费互助基金报销规定
	职工医保	城镇灵活就业人员，城镇失业人员，无用人单位，但已享受社会保险养老待遇的人员	分两个档次。一档按照上年度社会平均工资5%缴纳，其中1%作为大额互助金。二档按照上年度社会平均工资11%缴纳，其中1%作为大额互助金	一档参保人员能享受到4类特殊疾病的医保报销：恶性肿瘤放疗、化疗；肾功能衰竭病人的透析治疗；肾移植后抗排异治疗；血友病。二档医保待遇与一档参保人员一致	一档无个人账户。二档个人缴纳部分按照年龄段分别划入3.3%～3.7%，退休人员4%	门诊、购药、健康体检等
	大额医疗互助金					

4.2.2.4　住院报销政策

表 6　　　　　　　　　　重庆市城乡居民基本医疗保险报销标准

筹资标准		一档	二档
门槛费	一级及以下定点医疗机构	100 元	
	二级定点医疗机构	300 元	
	三级定点医疗机构	800 元	
报销比例	一级及以下定点医疗机构	80%	85%
	二级定点医疗机构	60%	65%
	三级定点医疗机构	40%	45%
全年报销封顶线（元）		80000 元	120000 元

计算办法：报销金额 =（符合医保报销范围的医疗费用 − 起付线）× 报销比例

注：特殊疾病中的重大疾病门诊费和住院费合并计算封顶线；未成年人住院报销比例在同档参保成年人的基础上提高 5 个百分点；参保人员在我市三级和二级中医医疗机构住院、特殊疾病门诊治疗起付标准降低一个档次；在中医医疗机构住院、特殊疾病门诊使用医疗保险范围内的中药饮片、中成药以及医院自制中药制剂的医疗费用，政策报销比例提高 10 个百分点。

4.2.3　城乡医疗救助制度

本市城乡居民医保的特殊疾病总计 25 种，其中重大疾病 12 种，慢性病 13 种，精神分裂症、心境障碍、偏执性精神障碍等属于慢性疾病。经过申请认定后享受慢性疾病门诊按比例、限额报销，每次报销比例为一级医疗机构 80%、二级 60%、三级 40%，年报销限额为每人每年 1000 元。

城乡居民基本医疗保险的覆盖面广，为鼓励患者在基层医疗卫生机构就诊，医院等级越低报销的比例越高，三级医院的报销比例最低，一档是 40%，二档是 45%，患者自己最高将承担 60% 的医药费用。和职工基本医疗保险对比，城乡居民基本医疗保险的报销比例稍低，相应的缴费标准也较低。对于多数城乡居民家庭来说，保费负担并不重，体现了城乡居民医保的基本的原则。

表7 重庆医疗救助政策

享受对象	救助方式	审批方式
最低生活保障家庭成员；特困供养人员；其他特殊困难人员	补贴参加城镇居民基本医疗保险或新型农村合作医疗保险个人缴费部分；补助经基本医疗保险、大病保险和其他补充医疗保险支付后，难以承担的基本医疗自付费用	最低生活保障家庭成员和特困供养人员由民政部门直接办理；其他人员经过申请审批

2005 年，国务院办公厅转发了民政部、卫生部、劳动保障部、财政部《关于建立城市医疗救助制度试点工作意见》，提出用 2 年的时间在各省、自治区、直辖市的部分县（市、区）进行试点，之后再用 2—3 年时间在全国建立起管理制度化、操作规范化的城市医疗救助制度，主要针对城市居民最低生活保障对象中未参加城镇职工基本医疗保险人员、已参加城镇职工医疗保险但个人负担仍然较重的人员和其他特殊困难群体。

医疗救助制度分为农村医疗救助制度和城市医疗救助制度。我国的医疗救助各项制度日趋完善，供养和补助标准水平持续提高。按照现行的医疗救助政策，医疗救助对象主要有以下几种：城市居民最低生活保障对象、城镇"三无"人员、农村"五保户"、重度残疾对象、特困精神病人、慢性病对象以及规定的其他需要救助的对象。医疗救助标准是各地根据财政收入状况，按照"广覆盖，低标准"原则进行救助，并设置了起付线、封顶线和报销比例。救助病种范围，主要以大病救助、常见病救助、二者均救助的模式。救助资金来源主要是国家财政拨款、地方财政拨款、彩票公益金、社会捐助等。保障待遇主要是提供服务与现金救助相结合的方式。救助程序必须经过申请、审核、审批程序。实行个人申请，村民（农村）、社区居民委员会（城市）评议，民政部门审核批准，医疗机构提供服务的管理体制。

针对精神障碍治疗费用高，患者家庭经济负担重的问题，2012年11月卫生部在《关于加快推进农村居民重大疾病医疗保障工作的意见》指出，新农合对重性精神疾病等相关病种的实际补偿比例原则上应当达到本省（区、市）限定费用的 70% 左右。先由新农合按照不低于70%的比例进行补偿，对补偿后个人自付超过大病保险补偿标准的部分，再由城乡居民大病保险按照不低于50%的比例给予补偿，力争避免农村居民发生家庭灾难性医疗支出。

2006年1月民政部等6部委出台《关于进一步做好城市流浪乞讨人员中危重病人、精神病人救治工作的指导意见》，明确规定城市流浪乞讨人员中危重病人、精神病人"属于救助对象的，医疗费用通过民政部门现行救助管理经费渠道解决"。2012年1月民政部、财政部、人力资源和社会保障部、卫生部等4部委出台了《关于开展重特大疾病医疗救助试点工作的意见》，对开展重特大疾病医疗救助试点工作提出："重特大疾病救助主要帮助解决符合条件的重特大疾病贫困患者基本医疗保险和大病医疗保险或补充医疗保险补偿后仍然难以负担的住院医疗费用，同时可兼顾门诊医疗费用。"意见提到重特大疾病医疗救助优先将重度精神疾病等5种疾病纳入救助范围。

重庆市在2012年就已经统筹了城乡医疗救助制度。《重庆市人民政府关于进一步完善城乡医疗救助制度的意见》（渝府发【2012】78号）就医疗救助范围、救助标准、救助程序等作出明确的规定。

一是扩大了城乡医疗救助范围，将城乡低保对象、城市"三无"人员、农村"五保"对象、城乡孤儿、乡重点优抚对象（不含1—6级残疾军人）、城乡重度（一、二级）残疾人员、民政部门建档的其他特殊困难人员（包括城镇低收入家庭60周岁以上的老年人）、家庭经济困难的在校大学生等8类低收入人员群体。二是完善了医疗救助的相关政策。全面资助救助对象参加一档城乡居民合作医疗保险政策，对于未参加医疗保险的，由民政部门通知本人在户口所在地社保经办机构办理相关登记手续。这样确保了所有的低收入群体都能够参保。在取消临时医疗救助基础上，规范了普通疾病门诊和住院医疗救助的方式。首先是对城市"三无"人员、农村"五保"对象以及城乡低保对象中的80岁以上的老年人和需院外维持治疗的重残重病人员，每年给予限额门诊救助。对于限额门诊救助对象之外的城乡低保对象的医疗费用在经医疗保险报销后还可以按照不低于60%的比例给予救助。其次是救助对象的住院医疗费用经过医疗保险报销后分别按照不低于40%到60%的比例给予救助。同时，还对包括重性精神病在内的特殊疾病给予重大疾病医疗救助，医疗费用经过医疗保险报销后属于医疗保险政策范围内的自付费用，分别按照不低于70%的比例救助。三是建立了一站式医疗救助网络和平台。依托城乡居民合作医疗保险信息管理平台，增加功能模块，实现了医疗救助和医疗保险的同步结算。

重庆的医疗救助方式极大地方便了广大低收入群体的医疗服务需求，减轻了贫困精神障碍患者的经济负担。只要是低保对象，都可以同时享受到合作医疗保险报销和医疗救助，个人自付的费用被降到了最低的水平。因此，对于贫困精神障碍患者来说，最低生活保障待遇的身份就十分关键了。重庆市针对困难残疾人的分户计算原则，又促使精神障碍患者首先必须去办理残疾证明。在社区精神卫生社会工作服务中，协助精神障碍患者办理残疾证明是一项重要的工作任务。

4.2.4　重性精神疾病管理治疗项目（俗称686项目）

为了完善社区对重性精神疾病的防治和管理能力，降低精神疾病患者肇事肇祸的社会经济影响，提高医务人员对重性精神疾病规范化治疗的能力，2004年中央财政安排专项资金686万元，设立"中央补助地方卫生经费重性精神疾病管理治疗项目"，用于加强和完善精神疾病防治队伍建设，为建立医院、社区一体的精神卫生服务体系奠定了人力资源基础。目前，中国已经初步建立了重型精神病人管理信息系统。无论建立此系统的初衷是为了精神卫生服务体系的改善，或者更是为了社会管理的需要，该系统的建立可以在一定程度上促进精神卫生机构的建设、精神专业技术人员的提升以及引起决策层和民众的更多关注。截至2012年2月，国家重型精神病人管理系统已经在全国766个区、县建网络，320多万重型精神病患者信息被纳入。其中，有217万患者的信息实现了全国联网查询。同时，精神科床位数量也有了快速的增长，2011年比2010年全国新增精神专科床位数6万张（信息采自2012年6月全国精神病院管理高层研讨会议）。

按照卫生部办公厅《关于做好重性精神疾病管理治疗项目实施工作的通知》（卫办疾控发【2006】80 号，以下简称 80 号文），686项目的工作内容包括：登记、评估重性精神疾病患者；随访有肇事肇祸倾向的患者；免费向有肇事肇祸倾向的贫困患者提供精神疾病主要药物治疗；应急处置患者；免费紧急住院治疗。在 2006—2013 年，该项目救治患者人数 105.7 万，其中紧急住院治疗补助 10.1 万人，抗精神疾病药物治疗补助 94.6 人。686 项目前期是免费治疗贫困患者，2008 年后项目经费变为补助贫困患者的自付部分。686 项目的实施为国家重性精神疾病的管理积累了丰富的经验。

早期的 686 项目可能存在效能发挥的问题。该项目的设计基本遵循了临床科研项目管理的思路（图 5）。在项目执行过程中，虽然是各地卫生行政部门在领导，但多数是依托当地精神卫生机构成立执行办公室，具体负责项目的实施。这样在确保精神疾病诊断和治疗专业水准的同时，也可能出现政策的效能没有得到充分发挥，尤其是以特

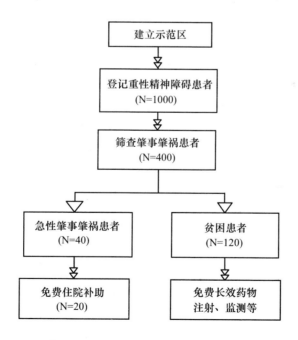

图 5　686 项目流程

定专科医院为执行主管单位和以指标完成为动机的项目管理模式，可能会出现重性精神障碍患者的主观选择性，造成到特定医院就诊的患者具有优先选择权，而符合项目要求的在其他医院就诊的患者失去政策资助的机会。在职工医疗保险、城乡合作医疗保险和医疗救助制度逐渐完善的背景下，针对重性精神障碍患者的管理项目应当作出适当调整，融入现有的医疗保障制度中，才会实现更加精准的管理和救助目标。

4.2.5 贫困精神障碍患者基本治疗药品补贴项目

根据中国残联和卫生部 2012 年 12 月 27 日联合下发的《残疾人事业专项彩票公益金贫困精神病患者医疗救助项目实施办法》规定，贫困精神病患者服药救助项目将为 10 万名登记在册的贫困精神病患者连续 5 年提供门诊服药补贴。其中，中央财政连续 5 年对 5 万名不能进行城乡医保报销的贫困精神病患者提供购买基本治疗药品补贴每人每年 800 元；对 5 万名能够进行城乡医保报销的贫困精神病患者提供购买基本治疗药品补贴每人每年 450 元。受助的精神障碍患者凭"医疗救助卡"到定点医院定期就诊并免收挂号费。该项政策极大地方便了持有残疾证明的精神障碍患者，受到了贫困精神障碍患者及其家属的欢迎。

但是，对于还没有办理残疾证明的贫困精神障碍患者而言，虽然同样需要长期服药，却被排斥在救助范围之外；另外，部分患者还可能同时享受多项政策待遇，造成资源的分配不均。和 686 项目一样，在国家逐渐建立和完善医疗保障制度的背景下，如果能够实现精神疾病的专项救助项目与医疗保险和救助制度的整合，将更好地发挥政策的作用。

4.3 精神卫生政策体系分析

4.3.1 中国精神卫生事业的发展简况

中国精神卫生政策演变经历了数个重要阶段，反映了不同时期精神卫生政策的特点。1958 年第一次精神卫生工作会议制定了"积极防治、就地管理、重点收容、开放治疗"的工作指导方针，同时提出了药疗、工疗、娱疗及教育疗法相结合的防治策略，以及以精神病院和精神科专业人员为工作主体的"防治结合"的精神疾病防治工作模式。在此期间，氯丙嗪等新药物以及胰岛素休克、电休克等现代治疗技术快速传入我国，成为治疗精神分裂症等重型精神疾病的有效手段。这个时间的服务模式是以大型专科医院为主，提供封闭式治疗和看护。

1986 年 10 月 16—19 日由卫生、民政、公安三部联合召开的全国第二次精神卫生工作会议于上海召开，参加会议的有各省、自治区、直辖市卫生、民政、公安部门的代表和有关专家 220 人，会议总结了 1958 年全国第一次精神病防治工作会议以来的经验教训，交流了在新形势下如何搞好精神卫生工作的意见。同年，卫生部、民政部、公安部、中国残联在北京联合召开了全国精神病防治康复工作会议，确定了"提高认识，加强协作，扩大服务，推广技术"的防治原则，提出了探索建立社会化、开放式的精神病防治康复体系的政策。

2001 年，全国第三次精神卫生工作会议召开，会议确定将精神病工作的方针调整为"预防为主，防治结合，重点干预，广泛覆盖，依法管理"，提出了动员全社会参与、提高全民心理健康水平的政策。2013 年 5 月 1 日，《中华人民共和国精神卫生法》正式实施，填补了我国精神卫生领域的法律空白，标志着我国的精神卫生事业走上了法治化的轨道。截至 2012 年年底，我国的精神病院数量已经从新中国成立初期的 9 家增加到了 728 家，床位增加到246392 张。

4.3.2　《精神卫生法》

《精神卫生法》是一部规范精神障碍患者治疗、保障精神障碍患者权益和促进精神障碍者康复的法律。《精神卫生法》明确了各级卫生行政部门的职能，从保障人权和维护健康权出发，对各类从业人员、服务机构的执业条件与执业行为进行了规范。按照《精神卫生法》的要求，政府和社会对精神卫生的支持和投入将逐步向健康教育、疾病预防、社区康复以及基层和综合性医院精神卫生服务拓展。

《精神卫生法》的相关内容涵盖了使患者获得有效治疗和改善影响患者社会功能因素的具体措施，但是目前还难以全面评估法律实施对精神卫生事业的促进效果。零星的调研或分析报告表明，《精神卫生法》实施后，政府的重视力度在不断增强，财政投入明显提高，精神障碍的临床诊疗与社区防控管理等工作的服务质量、效果及患者家庭认可度有了明显改善。但是，精神卫生工作的专业人才培养、社区服务机构建设、规章制度保障和公众意识与认知的培养和改变等方面，仍存在明显不足。[①] 菲利浦则认为《精神卫生法》能否真正减轻精神疾病负担尚不明确，[②] 因为《精神卫生法》在实施过程中，包括基层医疗卫生机构专业人员不足、精神疾病患者的就医率较低、没有明确的控制使用措施等的一些关键性问题并没有得到很好解决。也有学者认为《精神卫生法》存在 9 个方面的缺陷，即对政府在投入方面的职责表述含糊；对精神科临床工作过分限制，如将"危险性"作为非自愿医疗的唯一条件；对监护人定义模糊，但是监护人又作为代理患者决策的唯一角色；"责任化"治理理念不清，如没有建立社会工作者等团队的考虑；诊断权、心理咨询和心理治疗等相关规定缺乏操作性或不够具体；诊疗技术规范过于原则性；诊疗程序缺乏权威规定，内部制定的制度医患双方均不适应；配套政策和规范文件需要验证操作性；责任分担未见顶层设计和相关协调指导意见。

如图 6 所示，《精神卫生法》对精神障碍患者的疾病发现、送诊、诊断、治疗和康复等各个环节都作出相应规定。有的比较具体，有的则比较原则。

---

① 何学松等：《精神卫生法给社区精神卫生带来的转变》，《中华全科医师杂志》2014 年第 4 期。

② Michael R. Phillips, "Can China's new mental health law substantially reduce the burden of illness attributable to mental disorders?" *Lancet*, Vol. 381, No. 9882, 2013.

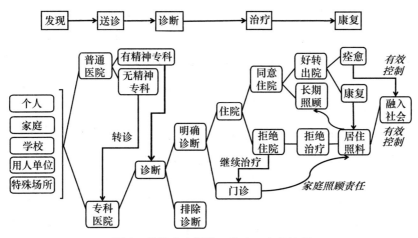

图6　精神疾病预防—治疗—康复流程

4.3.2.1　精神障碍的发现

除了个人及家庭成员外，用人单位、学校教师以及监狱、看守所、拘留所、强制隔离戒毒所等场所均有关注员工、学生和监管服务对象心理健康状况的责任。医务人员和心理咨询人员发现接受诊疗或咨询服务的人员可能患有精神障碍的，也应当建议其到符合规定的医疗机构就诊。

4.3.2.2　疑似精神疾病患者的送治权

《精神卫生法》明确了疑似精神疾病患者3种情形下的送治权：一是患者本人或由其近亲属将其送到医疗机构进行精神障碍诊断；二是对查找不到近亲属的流浪乞讨疑似精神障碍患者，由当地民政等有关部门按照职责分工，帮助送往医疗机构进行精神障碍诊断；三是对于疑似精神障碍患者发生伤害自身、危害他人安全的行为，或者有危害自身、危害他人安全的危险的，其近亲属、所在单位、当地公安机关应当立即采取措施予以制止，并将其送往医疗机构进行精神障碍诊断。在执行中最大的难点在于有伤害自身或危害他人安全的危险性评估问题。

4.3.2.3　确立精神障碍的诊断原则和依据

一是确立精神障碍的诊断只能以精神健康状况为依据，避免了违背本人意志而进行是否患有精神障碍的医学检查。二是确立做出精神障碍诊断的资格条件，即只有精神科执业医师才能对疑似精神疾病患者做出诊断。三是明确了精神障碍疾病的诊疗规范。

4.3.2.4 规范了精神障碍患者的入出院程序、诊疗行为、隐私保护等内容

尤其是明确了精神障碍患者的自愿住院原则。在《精神卫生法》出台之前，有人预计"自愿就诊"原则会使精神病院的住院精神障碍患者数量大幅度下降。实际上这是对"自愿就诊"原则的误读，在《精神卫生法》实施一年多来，并没有出现大量患者出院的情形。相反，随着各级政府的高度重视，各地加大了对精神卫生事业的投入，精神卫生机构的建设步伐加快，更多的精神障碍患者有机会得到及时的救治，各地精神病院的床位供不应求。对于需要住院而不愿意住院的患者，明确了监护人做好在家居住者的看护管理责任。如《精神卫生法》第49条规定："精神障碍患者的监护人应当妥善看护未住院治疗的患者，按照医嘱督促其按时服药、接受随访或者治疗。"

4.3.2.5 明确精神障碍的康复体系建设及相关各方义务

《精神卫生法》主要明确了社区康复机构、医疗机构、基层群众性自治组织、残疾人组织、用人单位、监护人等各方的义务。应该说这些规定具体而明确，但是在实施过程中，由于各种各样的原因，各级卫生服务机构、基层社区组织以及监护人难以很好地履行法律要求的责任和义务。比如，精神卫生工作的最终目标是使患者康复并回归社会，康复工作是患者从医院回到家庭、回到社区、回归社会的关键环节。[①]

社区精神康复机构是"扎根"于社区的新型社区照顾的机构，是精神疾病患者在医院接受专门康复治疗后返回家庭并进一步融入社会的"中转站"。中途宿舍、日间看护中心、庇护性工厂等精神康复

---

① William A. Anthony, "Recovery from mental illness: The guiding vision of the mental health service system in the 1990s," *Psychosocial Rehabilitation Journal*, Vol. 16, No. 4.

机构能够促使病人的生活能力、社交功能及职业功能逐步恢复。但是，由于各地对类似的康复机构建设重视程度不够、资金投入少、专业人员配置不足等多种因素，精神障碍患者在居家生活环境中依然难以得到专业的康复指导、服药监督、社会适应训练等帮助，极大地制约了患者的社会回归之路。

4.3.3 精神卫生社会福利政策

民政部门作为保护弱势群体权益、指导为残疾人士服务的政府管理部门，在精神卫生工作中扮演着重要的、不可替代的角色。2002年卫生部等颁布的《中国精神卫生工作规划（2002—2010年)》，以及 2008 年国家 17 部委联合颁发的《全国精神卫生工作体系发展指导纲要（2008—2015年)》中，明确了民政精神卫生工作的职责和角色，即"民政部门负责城市、农村贫困精神疾病患者医疗救助和生活救助有关工作；依照有关规定做好城市'三无'人员中精神疾病患者的救治工作；依法做好城市生活无着的流浪乞讨人员中的精神疾病患者的救助工作，对救助期间突发精神疾病的受助对象，及时联系医疗机构，按照相关规定做好救治工作；负责服役期间患精神疾病的复员退伍军人的安置和救治工作；开展精神残疾者生活、职业技能康复工作。"数十年来，民政部门不断探索工作机制，从 20 世纪 50 年代的精神病人收容所、20 世纪 70 年代的慢性疗养院，到专业的照护治疗医院、精神病人工疗站和家庭康复病床；从单一的收容监管到向服务对象提供照护、治疗、扶养、康复一体化人本服务，民政精神卫生工作基本形成了以精神卫生福利院、复退军人精神病院、康复医院为资源核心，社区康复站点为依托，家庭康复为基础的精神卫生社会福利服务体系，成为我国精神卫生工作体系不可或缺的部分。

精神卫生社会福利机构是为精神障碍患者中的特困人员、流浪乞讨人员、低收入人群、复员退伍军人等特殊困难群体提供集中救治、救助、护理、康复和照料等服务的社会福利机构。这里所称的特困人员与《社会救助暂行办法》中的定义是一致的，主要是指无劳动能力、无生活来源且无法定赡养、抚养、扶养义务人，或者其法定赡养、抚养、扶养义务人无赡养、抚养、扶养能力的老年人、残疾人以及未满 16 周岁的未成年人。截至 2013 年年底，全国民政系统有专门收纳治智力障碍者和精神疾病患者的福利服务机构 261 家，年末在院人数 59747 人，这些机构为特困精神障碍患者提供了生活照料、疾病治疗、康复休养等服务。

为促进精神卫生社会福利机构的建设，民政部于 2013 年出台了《关于加快民政精神卫生福利服务发展的意见》，进一步明确了民政精神卫生福利服务是以民政直属精神病医院（含福利精神病医院、复员退伍军人精神病医院）、精神病人社会福利院、智障人员社会福利院、农疗站、工疗站、社区精神康复机构等社会福利机构（统称民政精神卫生福利机构）为骨干，面向复员退伍军人、城镇"三无"、农村"五保"、贫困人员等特殊困难精神障碍患者开展的救治、救助、康复、护理和照料等服务的职责。同时，精神卫生社会福利设施建设步伐也在加快。到 2020 年，全国将基本实现每个市（地、州、盟）拥有一所民政直属精神病医院或精神病人社会福利院，各级综合性社会福利院，荣誉军人康复医院也将根据需要设置慢性期、康复期精神障碍患者的专门服务区，基本满足特殊困难精神障碍患者的集中服务需要。

在服务能力建设上，民政部也要求各地精神卫生社会福利机构要广泛开展社会工作服务，形成精神障碍患者救治、康复、护理、长期照料与社会工作服务相互支持的服务模式。还要求充分发挥民政精神卫生福利机构的辐射示范作用，探索开展定期巡诊、居家照顾、社区康复等外展服务，促进特殊困难精神障碍患者融入社会。

2014 年 9 月，民政部还发布了我国第一部精神卫生社会福利领域的推荐性行业标准《精神卫生社会福利机构基本规范》（简称《规范》），该《规范》进一步明确了精神卫生社会福利机构的设立条件和基本要求，将成为推进精神卫生社会福利机构等级管理制度的基础性标准。

事实上，不仅针对特困人员，即使是对非特困人员中的精神障碍患者，精神卫生社会福利体系的建设依然是十分重要的。长期以来，关注精神疾病的医学治疗在精神卫生服务领域中具有绝对的话语权，而精神卫生社会福利、社区精神卫生等领域一直得不到足够的重视。而精神疾病就是一个长期经济负担很重的疾病，多数患者可能会因为不堪重负而成为特困群体，加上精神疾病的自身特点，很多患者会进入长期慢性照料的阶段，将形成对长期精神卫生福利机构服务的需求。随着国家加大对精神卫生社会福利事业的投入，积极推动精神卫生社会福利行业标准化建设，将极大地推动我国精神卫生福利事业的发展。

4.3.4　精神残疾政策

精神残疾属于残疾的范畴，是指患有精神障碍，经治疗一年以上未痊愈，导致全部或者部分丧失以正常方式从事某种活动的能力，达到残疾标准的，就可以评定为精神残疾或智力残疾。早在 20 世纪 60 年代，美国通过的社区精神卫生法规中就提出让住院患者重返社区，在社区中进行治疗、护理和预防。1963 年《社区心理健康中心法案》的通过，标志着美国社区心理健康服务的正式诞生。随着“精神科非住院化运动”在美国全面开展，全美精神科床位数下降而院外大幅度提升。经过 40 多年的实践，精神疾病患者广泛获得有效治疗并能够较好地融入社区。在英国和意大利等西方国家，社区康复也早已成为精神疾病患者康复的主要形式。可以看出，精神疾病患者仅仅依靠精神病院的集中收容和治疗的模式正在成为历史。大部分病人在医院急性症状控制后，需要能够回到社区生活并得到相应的康复服务，适应正常社会生活，参加适应性的生产劳动。对于精神疾病患者的稳定期则应更多地选择在社区康复。精神疾病的全程管理又要求精神病患者在社区康复过程中其病情变化需要通过社区医护人员的定期随访和康复活动进行观察，对不利于病情康复的因素给予及时干预，从而减少精神疾病的复发率，帮助社会化功能的保持和恢复。

中国《精神卫生法》第 10 条规定：“中国残疾人联合会及其地方组织依照法律、法规或者接受政府委托，动员社会力量，开展精神卫生工作。”第 57 条更加明确了残联组织或者残疾人康复机构根据精神障碍患者康复的需要组织患者开展康复活动的责任。《全国精神卫生工作体系发展指导纲要（2008—2015年）》也要求各级残联组织应当着力做好精神残疾的康复工作，推动精神障碍康复机构和社区康复设施建设，促进精神障碍患者平等参与社会生活。2012年2月，卫生部、民政部、公安部、教育部、财政部、中国残联共同制定了《精神病防治康复"十二五"实施方案》，对780万名精神病患者开展"社会化、综合性、开放式"精神病防治康复工作，使更多的精神病患者受益。

2015年出台的《国务院关于加快推进残疾人小康进程的意见》（国发【2015】7号）为健全残疾人权益保障制度、完善残疾人基本公共服务体系、持续推进残疾人融合发展推出了更加具有针对性和可操作性的政策举措。一是在精神残障患者的生活、医疗、住房等方面加强保障。要求对符合城乡最低生活保障条件的残疾人家庭做到应保尽保，逐步改善特困人员供养条件，建立困难残疾人生活补贴制度和重度残疾人护理补贴制度，帮助残疾人特别是贫困和重度残疾人普遍参加基本养老保险和基本医疗保险，优先给予通过基本医疗保险支付医疗费用后仍有困难或者不能通过基本医疗保险支付医疗费用的精神障碍患者医疗救助。同时，为符合住房保障条件的城镇残疾人家庭优先提供公共租赁住房或发放住房租赁补贴。同等条件下要优先安排经济困难的残疾人家庭完成农村危房改造。二是千方百计促进城乡残疾人及其家庭就业增收，努力帮助每一位有劳动能力和就业意愿的城乡残疾人参加生产劳动。确定对残疾人辅助性就业机构的设施设备、无障碍改造等给予扶持，吸纳更多精神、智力和重度肢体残疾人辅助性就业。三是建立医疗机构与残疾人专业康复机构双向转诊制度，实现分层级医疗、分阶段康复。依托专业康复机构指导社区和家庭为残疾人实施康复训练，将残疾人社区医疗康复纳入城乡基层医疗卫生机构考核内容。如果上述举措能够得到很好的实施，精神残障患者的社区生活和康复环境将得到极大改善。

因此，现代精神卫生服务体系的建设至少应当包括保障体系、家庭支撑和社区支持体系。政策保障体系包括收入保障、医疗保障及卫生服务等政策，主要发挥生活和医疗保障功能、健康教育以及疾病诊疗等服务；家庭资源的开发和利用是增强家庭对患者支撑能力的必由之路，将在整个精神卫生社会服务系统建设中起着举足轻重的作用；基于社区的社会支持体系建设重点应当为精神残障患者及其家庭提供政策倡导、权益保护、康复训练、社会融入、生计发展等服务。这 3 个子系统之间紧密联系、相辅相成，共同构建了精神卫生服务体系。

总体来看，我国的养老保险、社会救助、精神卫生诸政策的发展，向精神障碍患者提供了多方面的政策资源，明显改善了他们的生活、治疗康复的境况，成绩明显。特别是 2012 年出台的《精神卫生法》，更是体现了对于精神障碍患者的权益保护和社会关切，其理念也很前沿，值得充分肯定。诸多政策资源提供中的不足之处是，政策在制定中很少考虑到精神障碍患者的特殊情况，造成精准性上存在诸多问题，需要改进。

第 5 章　精神障碍患者的生命周期、支持体系及对应策略

　　人与人之间的相互支持是和人类社会同时产生的。人们对于社会支持的理解通常有两大类：一是客观的、实际的、看得见的物质上的直接援助；二是主观的、感受到的、情感上的支持，表现为被社会公众尊重、理解和接纳。而学术意义上的社会支持概念则起源于 20 世纪中期，它被当做修复社会功能紊乱的有效措施之一。在几十年的发展中，不同研究者从不同角度进行了深入研究，因不同研究者对社会支持的内涵有着不同的理解，目前尚未形成统一的定义。一般而言，社会支持可以从广义和狭义两个方面去理解。狭义的社会支持泛指当个人遇到各种不良性刺激或者困境的时候，家庭成员、亲戚朋友、同事同学、各级组织、有关部门等给予的精神和物质的援助。广义的社会支持应当包括为特定的群体或个体提供用于维持生存或促进发展所需要资源的支持性行为。特别是在社会中处于各种劣势或不利处境的人们，更加需要各种社会支持来应对生命历程中的各种非预期事件以维持生命周期的完整性。除了社会支持的资源①和类型这两个研究维度外，社会关系的存在、结构及其数量也是学者们研究社会支持的一个重点。②

---

　　①　House, J.：*Work, Stress and Social Support*, MA：Addison Wesley, Reading, 1981.

　　②　House, J. and Kahn, R.："Measures and concepts of social support", in Cohen, S. and Syme, S. eds. *Social Support and Health*, Orlando：Academic Press, 1985.

5.1　社会支持的维度分析

有效的社会支持能够增强个体应对困境的能力。本书所指的社会支持包括正式的支持，如社会保障政策资源，以及非正式的支持，如家庭保护资源和社会支持资源等。资源和类型是社会支持的重要维度，而社会支持是否持续发挥作用则与资源的性质有着密切关系。其中，资源主要来自政府、社会和家庭 3 个方面。支持类型有社会保障，包括收入保障和医疗保障；社会救助，包括最低生活保障、特困人员供养、受灾人员救助、医疗救助、教育救助、住房救助、就业救助、临时救助等 8 项救助；卫生服务，包括专科医疗和社区卫生服务以及情感性支持，包括社会和家庭的接纳等 4 类。如何确定这些资源的有效性并不是一件容易的事情。资源的性质包括提供者数量，如公共财政、彩票公益金、个人收入等，支持程度，如报销比例、负担程度、涵盖范围等，需求满足度，如基本满足、部分满足、不能满足等，持续性，如维持性、发展性等几个维度（McIntosh，1991）。

资源提供者数量主要考虑该资源与精神障碍患者及其家庭的相关性，提供者的存在是支持关系建立的基础。提供资源的数量太少，患者及其家庭可获取的支持就少。当然，资源太多也容易引起资源的分配不公。支持程度主要是指有效资源支持的额度，患者及其家庭是否需要达到一定要求才能获取一定额度的支持对于支持资源的效力发挥也十分重要。需求满足度对于资源的有效性至关重要，主要指支持的数量、金额是否达到患者及其家庭所期望获取的支持，满足程度取决于接受支持者的预期、环境以及政策目标等多种因素。持续性主要是反映资源是临时性的还是持续的支持，是维持性还是发展性的支持。积极的支持资源有助于培养患者及其家庭自助意识、提升家庭能力、促进家庭建设。来自政府、社会和家庭的支持资源，无论是哪种类型，都在提供数量、支持程度、需求满足以及可持续性等方面的影响下，伴随着每一个精神障碍患者的生命历程。

5.2　精神障碍患者的生命历程

生命历程是一个连续的、动态的过程，前一阶段的生命经历和体验会对后一阶段乃至整个生命过程有着深远而重要的影响。在讨论生命历程的时候，社会年龄的概念首先应当被诠释。所谓的社会年龄是指生命个体的社会时间表和年龄的群体特征，通常反映了社会多数对不同年龄阶段的人群的社会期待和要求，即贯穿个体生命历程的主要生活事件应当遵循一般性的规律发生在共识的恰当的时间。如入学、毕业、就业、结婚、生育、退休等生活事件都应当在一个合适的年龄段发生。在现代信息化高度发达和文化多元化背景下，越来越多的人并没有遵循这样的一成不变的发展路径。有不少人主动选择偏离这样一个时间表的安排，并没有因此对他们当前的生命状态和以后的生命历程产生一系列的严重后果。

但是，对于精神障碍患者来说，他们的生命历程的偏离和生命周期的紊乱是被动的和不得已的选择。尤其是青年期发病的精神障碍患者，他们的成长、受教育、求职、就业以及婚姻家庭关系等发生了非常态的剧烈变化，他们的生活状态和生命阶段出现了迥异于常态的紊乱和错位现象。按照生命周期的正常轨迹，青年期应该是学业完成、事业起点、组建家庭的时期，生命在这个阶段也是最有梦想和美好未来的时期。然而，精神障碍患者的生存状态和生命体验在此发生了很大的转折。加上个体生命历程存在于一定的社会网络中，每一代人都不可避免地受到他人生命历程中出现的重要事件的影响，精神障碍患者的个体生命历程紊乱也会向上一代和下一代延伸，影响代际之间的关系，也必然会或多或少地影响同辈兄弟姐妹的生活，并造成整个家庭生命周期的非正常改变。

这种非正常的改变引起了整个家庭的危机。一般意义上来讲，每个个体或家庭单元都有应对危机和自我保护的机制。一旦危机发生，个人或家庭的应对机制就会启动。而面对危机所选择的行动就直接反映了个人或家庭对危机的反应能力、改变动机和修复能力。这些行动实际上与精神障碍患者及其家庭相关的社会资源的重新配置过程，与来自政府、社会和家庭的支持密不可分。因此，精神障碍患者个人或家庭应对危机的方式和实际产生的效果与国家和社会的支持环境有着十分密切的关系。

　　精神障碍患者及其家庭在不同生命历程中的利益诉求和表达不是一成不变的，社会保障、社会救助和疾病诊治等社会支持资源也应当以他们的动态生命过程为基础来设计和发挥资源最大的扶助效果。为便于研究，本书将对精神障碍患者的生命周期划分为 3 个阶段，即未成年期、就业期和老年期。未成年期主要指 18 周岁以下的精神障碍患者，这个年龄段的社会多数个体仍处于求学阶段。就业期指 18 周岁及以上到 60 周岁以前的精神障碍患者。笔者采用《中华人民共和国未成年人保护法》"未成年人是指未满十八周岁的公民"的标准。虽然这个年龄段的多数人处于求学阶段，并没有工作，但是 18 周岁及以上的已经可以合法就业。老年期指超过 60 周岁的精神障碍患者。

5.3　未成年期的社会支持体系

5.3.1　收入保障体系

5.3.1.1　父母或监护人抚养

　　对于未成年患者而言，由于没有就业，主要的收入保障来自于抚养人，一般是父母的支持。其最主要的法律依据是《婚姻法》，其中第 21 条规定，父母对子女有抚养教育的义务，如果父母不履行抚养义务时，未成年的或不能独立生活的子女，有要求父母付给抚养费的权利。对于父母已经死亡或父母无力抚养的未成年人的生活保障问题，《婚姻法》第 28 条和 29 条分别规定有负担能力的祖父母、外祖父母和兄、姐则应当履行抚养责任。《未成年人保护法》第 10 条也明确了父母或者其他监护人应当依法履行对未成年人的监护职责和抚养义务。因此，未成年的精神障碍患者的生活和医疗费用的法定负担人应当是患者的父母或其他监护人。

　　对于失去父母、查找不到生父母的未满 18 周岁的未成年人，

《国务院办公厅关于加强孤儿保障工作的意见》（国办发【2010】54号）明确了建立孤儿基本生活保障制度，要求各省、自治区、直辖市政府按照不低于当地平均生活水平的原则确定孤儿基本生活费标准，由中央和地方财政安排专项资金给予保障。据不完全了解，各地实施的孤儿生活费标准每月 800 元—1000 元不等，远高于各地的最低生活保障标准。该项政策实施后，患精神疾病的未成年孤儿的生活保障问题得以解决。

5.3.1.2 城乡居民基本养老保险

建立城乡居民基本养老保险是充分发挥社会保险对保障未就业人员基本生活、调节社会收入分配、促进城乡经济社会协调发展的重要制度设计，但是《国务院关于建立统一的城乡居民基本养老保险制度的意见》并没有将 16 周岁以下人员以及在校学生纳入参保范围。这就意味着 16 周岁以下的患者是没有资格参加城乡居民基本养老保险的。

5.3.1.3 城乡居民最低生活保障

无论是《城市居民最低生活保障条例》还是《国务院关于在全国建立农村最低生活保障制度的通知》都明确了将家庭人均收入水平低于最低生活保障标准的居民纳入最低生活保障范围。但是这些制度的设计均未考虑到精神疾病的长期、慢性和经济负担重的特点，未充分考虑到经济状况差的未成年精神障碍患者家庭的实际情况，采用了"一刀切"的收入测算标准。即使是 2015 年出台的《国务院关于加快推进残疾人小康进程的意见》也只是明确了"靠家庭供养的成年重度残疾人单独立户的，按规定纳入最低生活保障范围"，未成年精神障碍患者的最低生活保障问题依然被忽视了。

因此，对于未成年的精神障碍患者来说，除了家庭经济条件较好的患者可以得到经济保障外，孤儿的生活保障待遇相对较稳定，而处于贫困边缘而又没有达到享受最低生活保障待遇标准的患者及其家庭来说，生活的压力可想而知。一个可喜的进展是《国务院关于加快推进残疾人小康进程的意见》提出了要建立困难残疾人生活补贴制度和重度残疾人护理补贴制度，希望这一制度不要将未成年残疾人排除在外。

5.3.2 医疗保障体系

5.3.2.1 城乡居民医疗保险

重庆市的城乡居民医疗保险制度涵盖了所有未参加城镇职工医疗保险的城乡居民,包括在渝高校大学生和具有本市户籍的新生儿。同时,精神分裂症、心境障碍(抑郁躁狂症)、偏执性精神障碍还被纳入特殊疾病门诊报销范围。《国务院关于加快推进残疾人小康进程的意见》还提出了加强贫困和重度残疾人参加城乡居民医疗保险缴费资助的措施,帮助城乡残疾人普遍按规定参加基本医疗保险并逐步扩大基本医疗保险支付的医疗康复项目。城乡居民医疗保险制度的实施,确实从很大程度上解决了精神障碍患者就医难的问题,让更多的患者能够得到及时的救治。

但是,医保政策主要针对住院医疗保险,实际上产生了住院激励机制,客观上造成了不应当长期住院治疗的患者为了减轻药费负担而选择了住院治疗。这对于精神障碍患者的家庭 – 社区康复是一种负向激励。因此,应当扩大精神疾病的门诊报销范围和提高报销比例,加强社区精神疾病诊疗力量,让患者能够就近或在门诊得到精神专科服务,而不用到机构长期住院治疗。

5.3.2.2 城乡医疗救助制度

享受最低生活保障待遇的精神障碍患者或特困供养人员,可以获得资助参加城乡居民基本医疗保险。同时,还将对符合条件的人员给予限额门诊救助和经过医疗保险报销后的住院医疗费用一定比例的救助。

5.3.3 精神卫生服务体系

尽早为有精神卫生服务需求的患者提供治疗是国家精神卫生系统逐渐完善的重要目标之一。让每个人都能够获得适合其健康状况的最佳服务充分体现了卫生服务的可及性。精神卫生服务政策应当为患者的早期发现、早期治疗和早期干预提供有用信息,帮助减少精神病患者的痛苦以及对社会的负面影响。① 精神障碍患者在发病之后能否在附近寻求到合适的专业人员帮助，及时地转诊到专科医疗机构等都与精神卫生政策体系密切相关。

精神疾病患者取得治疗的途径或者转诊路径包括社区门诊、乡镇卫生院、区县级的医疗机构等，这些机构能否准确识别精神症状和及时转诊直接关系到患者的及时诊治。经验表明，全科医生转诊是许多国家最常见的精神卫生服务的获取途径。在这些国家的精神卫生服务体系中，全科医生在患者获取二级医疗服务的过程中扮演着"看门人"的重要角色，可以确保二级以上的医疗机构更加专注于疑难和重型精神疾病患者的治疗。然而，建立基于初级医疗机构的精神卫生服务体系目标仍远没有实现。

早在 2002 年制定的《中国精神卫生工作规划（2002—2010 年）》中，就已经提出要"建立健全精神卫生服务体系和网络，完善现有精神卫生工作机构功能，提高精神卫生工作队伍人员素质和服务能力，基本满足人民群众的精神卫生服务需要"。2004 年，国务院办公厅转发了卫生部、教育部、公安部、民政部、司法部、财政部、中国残联等部门联合制定的《关于进一步加强精神卫生社会工作的指导意见》，就对重点人群的心理行为干预、加强精神疾病的治疗和康复工作、加快精神卫生工作队伍建设、加强精神卫生科研和疾病监测工作、依法保护精神障碍患者的合法权益等提出具体指导意见，由此形成了我国政府当前精神卫生政策的框架。但是，这些政策都停留在了宏观层面，在精神卫生服务的实践中，基于各种原因，政策措施没有得到很好地贯彻落实。

部分原因应当归因于中国医疗系统近年来的快速而深刻的发展变化。财政的有限投入、医疗卫生改革政策的反复、日益增多的患病人数等因素，促使中国各个层级的医疗服务事业走上了"类工业化"的发展路径，包罗万象的大型医院产业集团不断涌现出来。本就处于

---

① Kay Etheridge, Leah Yarrow, Malcolm Peet, "Pathways to care in first episode psychosis," *Journal of Psychiatric & Mental Health Nursing*, Vol. 11, No. 2, 2004.

医疗卫生服务体系中长期被边缘化的传统精神卫生专科医疗机构面临前所未有的人才梯队不合理，招募专业人才困难，增强服务能力和降低服务成本，开展综合医疗服务和专注专科发展等的巨大压力。面对这种复杂的变革趋势，精神卫生服务专科机构需要确保精神卫生专业服务质量没有受到不利因素的影响，这就需要在兼顾成本、效率的前提下，深刻反思传统的精神卫生服务模式，寻求能够替代传统、封闭以机构管理为主的照料模式的新型精神卫生服务模式。

值得强调的是，2012 年《精神卫生法》的出台，为建构新的精神卫生服务模式提供了法律保障。按照《精神卫生法》的要求，政府和社会对精神卫生的支持和投入将逐步向健康教育、疾病预防、社区康复以及基层和综合性医院精神卫生服务拓展。当前亟须变革传统的精神卫生服务模式，加强基层精神卫生专业人员的配置和培训，加大对社区精神卫生服务和康复机构的投入，夯实精神卫生服务体系的基础。

5.4　就业期的社会支持体系

5.4.1　收入保障体系

5.4.1.1　职业收入或退休金

如果就业期的精神障碍患者在发病前已经参加工作或者病情稳定后能够找到工作，他们应该可以有一定的劳动收入。如果不能继续工作，也可以依据国家有关法律法规办理因病退休或退职手续，可以靠退休、退职费维持生计。当然，精神障碍患者尤其是严重精神障碍患者即使已经康复出院，可以从事一些力所能及的劳动，在现实条件下也很难获取工作机会。

5.4.1.2　城乡居民基本养老保险

没有参加工作的成年精神障碍患者可以通过参加城乡居民基本养老保险，为老年期生活做准备；重度残疾人等缴费困难群体，由当地政府为其代缴部分或全部最低标准的养老保险费。现有的居民基本养老保险制度设计了 12 个档次，由参保人自主选择档次缴费，多缴多得。考虑到精神疾病的经济负担重等特点，应当鼓励精神障碍患者尽可能选择较高的档次参保，这样可以在老年期领取相对较高的养老金。国家也应当在制定政策的过程中考虑到这部分群体的特殊性，资助他们至少参加中等水平的保险档次。

5.4.1.3 城乡居民最低生活保障

城乡居民最低生活保障制度是以家庭人均收入低于当地维持最低生活水平为门槛条件的。对于有劳动能力的个体或家庭来说，这样的计算方式是合理的。但是，对于患有慢性精神疾病类患者及其家庭而言，应当充分考虑他们的实际情况。一方面，精神障碍患者需要有人照料，客观上就形成了患者必须和其家人共同居住，且家庭成员越多，照料资源就越丰富。而以户为单位的制度设计将抵消照料资源多带来的优势，迫使患者家庭中的其他家庭成员办理与患者的分户手续并与患者分开居住。即使政策做出一些微调，也是要求成年重度残疾人必须单独立户才可以分户计算人均收入。可喜的是重庆市的最低生活保障实践作出了一些有益的探索，提出家庭人均月收入在当地最低生活保障标准3倍以内的已成年且丧失劳动能力的残疾人或长期卧床不起的重病人员可与其父母、兄弟姐妹分户计算的办法。

5.4.1.4 监护人或其他近亲属的扶助

对于有配偶的成年精神障碍患者来说，可以依据《婚姻法》第20条规定，要求配偶履行扶养义务。《精神卫生法》有关规定也明确了家庭成员负有照料精神障碍患者的义务。在实践中，照顾成年精神障碍患者责任主要是由患者的父母承担。但是，不难预计，随着年龄的增长，当他们的父母一代过世之后，他们不知道将依靠何人。因此，他们对社会保障的需求将越来越强烈。期望《国务院关于加快推进残疾人小康进程的意见》明确的困难残疾人生活补贴制度和重度残疾人护理补贴制度尽快建立，以造福于困境中的精神障碍患者。

5.4.2 医疗保障体系

在享有与未成年期精神障碍患者同样的城乡居民基本医疗保险和医疗救助政策基础上，就业期的精神障碍患者还可能享受城镇职工医疗保险。对于随单位参加职工医疗保险的患者，医疗的经济负担相对较低。对于符合以个人身份参加职工医保的患者，应当鼓励或资助他们参保。因为相对居民医保而言，职工医保政策有助于患者得到持续稳定的专业治疗，为患者回归社会奠定好基础。

5.5　老年期的社会保障体系

老年期的医疗保障、卫生政策体系与未成年期和就业期的差异性不大，因此只对老年期患者的社会保障体系进行分析。

5.5.1　退休金或基本养老金

有过工作经历的精神障碍患者能否享受退休待遇，取决于他患病的时间、工作年限等。如果能够享受退休津贴待遇，生计基本上就有保障了。工作过但是没有达到单位退休要求的患者，还可以在 60 周岁之前以个人身份参加城镇企业职工基本养老保险，参加职工基本养老保险的保险人在退休后的待遇高于城乡居民基本养老保险待遇，能够很好地保障患者的基本生活。当前，能够享受退休待遇或职工养老保险养老金待遇的老年患者并不多。

5.5.2　城乡居民基本养老保险

对于年满 60 周岁之前已经参加了居民基本养老保险的老年患者，可以按照相关规定享受养老保险待遇。对于新农保或城居保制度实施时已年满 60 周岁，在实施统一的城乡居民基本养老保险制度前未领取国家规定的基本养老保障待遇的，不用缴费，可以按月领取城乡居民养老保险基础养老金，目前全国统一的最低基础养老金标准为每月 70 元。

5.5.3　城乡居民最低生活保障

独身老年精神障碍患者家庭人口数量少，一般无子女和其他家庭成员，如果家庭人均收入低于当地最低生活保障标准，可以享受最低生活保障待遇。

5.5.4 监护人或其他近亲属的扶助

实际上，当前多数老年精神障碍患者由于无人照料而选择进入长期机构照料模式。在社会保障制度逐步健全后，现在的就业期精神障碍患者进入老年期后，将会有更多的患者愿意选择居家照料的生活方式，因为有子女或兄弟姐妹的老年精神障碍患者希望有机会得到近亲属的经济和情感上的支持。考虑到我国的家庭结构已经发生深刻变化，独生子女家庭已经成为主流，独生子女家庭的老年精神障碍患者的子女赡养能力较弱，同时作为独生子女的精神障碍患者在成年和进入老年后缺少兄弟姐妹的支持。如果困难残疾人生活补贴制度和重度残疾人护理补贴制度得以建立，贫困的老年精神障碍患者有望得到帮助。

5.6 应对策略

一般而言，社会支持体系的设计是按照不同处境的人在生命历程中的不同阶段、不同需求而设置的。一个社会的社会支持体系是与人的生命周期密切相关的，建立一套完善的社会支持体系实际上也是社会财富的二次分配过程，在这个分配过程中能否尽可能地充分考虑到位于不同社会经济状态、不同生命历程、不同身心状况等各个群体的差异化需求，是决定社会支持系统是否适用和富有成效的重要因素。从这个意义上讲，社会支持体系无好坏之分，只有适用和不适用的差别。基于上述的制度设计思想，对于有劳动能力的个体而言，应当鼓励他们在年富力强能够以劳动获得收入保证生计的阶段，将其收入的一定比例存储积累起来，当在遭遇变故、疾病或进入老年的时候，可以使用自身积累的财富，用于支持自身的基本生活需要或投入再生产过程。对于失去劳动能力或者因故无法通过劳动创造价值的群体，则应当基于人道主义的关怀，通过基本的社会保障政策来支持他们维持生命历程的演进，而不被社会抛弃。

但是，我们从精神障碍患者 3 个阶段所获取的社会保障资源、社会救助资源以及卫生服务资源来看，相关的制度设计是碎片化的，没有遵循个体生命历程的演进路径，并没有充分满足各阶段个体的特殊需求。

在精神障碍患者生命周期的每一个阶段，都需要收入保障和医疗保险，按照目前的制度安排，首先，未成年患者只能依靠父母或其他监护人的经济支持才能维持基本生活状态。其次，在医疗保障上，未成年患者也只能参加城乡居民基本医疗保险。再次，精神疾病的早期治疗对患者的愈后影响深远，如果未成年患者能够在早期得到专业的精神卫生服务，抓紧早期治疗的最佳时机，将极大地帮助患者控制精神症状和最大限度地保护社会功能不受损害。最后，在现有的精神卫生服务体系中，基层的精神卫生资源有限，优质的医疗资源一般都集中在等级相对较高的三级以上精神专科医院或医学院校的附属医院。如果未成年期患者需要到这些机构就诊，就意味着城乡居民医疗保险不能使用或报销的比例非常低，家庭将承受高昂的医疗费用。因此，对于患有精神障碍疾病的未成年期患者而言，城乡居民医疗保险政策应当给予适当倾斜，在保险比例上应大幅提高，减轻患者家庭的经济负担，最大限度保护家庭的经济资源，用于维持患者长期的疾病诊治、生活照料和社区康复需求。

就业期的精神障碍患者在收入保障、医疗保障等方面面临更多的选择，但由于精神疾病对患者劳动能力的破坏，造成就业期患者难就业。对此，首先，应当采取积极有效的措施对患者加强职业技能训练，扶持患者采取多种形式灵活就业，并参加城镇职工养老保险和基本医疗保险，这样可以为在老年期享受较高的生活待遇奠定基础，且参加职工基本医疗保险后，患者的医药费用负担也相对减轻很多。其次，有关部门应当针对这类患者出台保费优惠或资助措施，减轻患者的缴费负担。对于只能参加城乡居民医疗保险的患者，则应当给予更加灵活的报销政策，特别是应当大幅度提高这类患者的门诊报销额度和比例，鼓励患者能够在家庭环境中维持治疗并逐渐适应正常的社会生活。

　　精神障碍患者是一个上千万人的群体，在他们因为疾病被打乱的生命历程中，面对他们的实际生存状况和诉求，政策及其实施过程是否科学合理，直接关系到精神障碍患者及其家庭能否及时获取相应的服务和支持，也直接关系到整个社会的利益。因此，在帮助、扶持精神障碍患者社会支持体系构建的过程中，应当统筹考虑患者各个生命阶段的不同特点和差异性需求。同时，应当加强社区文化建设，营造社区主动接纳和关爱精神障碍患者的良好氛围。精神疾病患者在社区和家庭中被动获得或主动获取的社会支持将直接关系到他们在社会中被尊重、被支持、被理解的情绪体验和心理满足程度。当患者遗留的一些精神症状没有得到很好的控制的时候，必然会出现某些不安与反常行为，这容易引起家庭内部、同事朋友以及邻里之间的冲突。如果公众对患者的过度指责或情感冲突容易给患者造成心理上的沉重负担，不仅容易促使精神病发作，也容易让患者出现自卑、敏感和封闭，造成与社会更深的隔离。然而，我国精神障碍患者很少能够被社会所接纳，这些"病人"经常被排斥在主流社会之外。社交技能的缺陷未能得到很好的恢复，限制了病人真正重返社会的机能和能力，尤其是传统的住院管理模式，导致病人对住院的依赖更加明显，使他们的退缩行为随住院时间的延长而逐渐加重。当然，也应当注意培育患者在社会生活中的社会角色，不能一直贴上"病人"的标签而忽视了患者的社会责任感。多数患者不愿意主动与社会公众接触而逐渐丧失了社会功能。

　　无论患者处于生命周期的哪个阶段，在精神障碍患者的人生轨迹中，家庭始终处于特殊重要的地位。当精神疾病患者需要居家生活照料的时候，家庭往往是患者活动最多的场所。多数患者只和他们最密切的亲人接触，而不愿意接触外界参加社会活动。因此，一方面应当鼓励患者家属主动接纳患者，照顾患者的日常起居，监督就医服药以及对患者开展积极的社会生活技能训练。另一方面，还应当给予患者家属必要的支持和协助，减轻家庭的经济负担和精神压力。

　　我国的城乡统筹还处于探索试点阶段，现有的政策体系具有体制内外和城乡差别"双二元结构"特征。针对体制内人员设计的各项政策待遇对体制外人员具有刚性的政策系统排斥性。同时，城乡二元结构造成了不同的城市和农村收入保障、医疗保障和卫生服务政策。

　　统观第 4 章和本章的政策分析，可以看出我们精神卫生服务体系的严重问题，即精神障碍患者受到社会福利体制的系统排斥。第 4 章从政策角度分析了我国收入保障体系、医疗保障体系和精神卫生政策体系对精神疾病的忽略和事实上的系统的政策排斥，以及本章从精神障碍患者生命周期的角度，进一步分析他们在未成年期、就业期、老年期对于收入保障、医疗保障和精神卫生服务的特定政策需求，以及这些方面政策供应的缺失，论证了精神障碍患者受到社会福利体制的系统排斥。因此，我们急需构建基于我国国情的、切实与其需求相适应的精神卫生服务体系。

第6章 精神障碍患者照料模式的相关因素研究

6.1 研究地区精神障碍患者的抽样调查情况

因缺乏权威的统计数据，也没有针对重庆市精神障碍患者整体状况的文献著述。笔者在开展深入的个案研究之前，通过在重庆市主城区 4 个区县，采用简单随机抽样的方式进行了一次抽样调查。尽管这样的小样本调查存在很大的缺陷，笔者认为在缺乏基础研究资料的情况下，可以从一定程度上帮助了解目标区域精神障碍患者的生存状况。问卷设计的主要调查内容包括患者病情、经济状况、政策支持、生存状况等 4 个方面。本次调查共发放问卷 114 份，其中渝中区 41 份、南岸区 37 份、沙坪坝 35 份、江北 1 份，回收 114 份，回收率 100%，全部为有效问卷。

6.1.1 基本信息

据统计，接受本次调查访问的 114 名受访对象当中，男性 56 名，女性 58 名；其中城镇户口 110 名，农村户口 4 名；汉族 112 名，少数民族 2 名。

6.1.1.1 年龄分布

如表 8 所示，在受访的 114 名精神障碍患者当中，年龄从 10 岁到 90 岁不等，其中 10—29 岁的患者有 13 名，约占 11%；30—49 岁的患者有 61 名，约占 54%；50—69 岁的患者有 37 名，约占 32%；

70—90岁的患者有3名，约占3%。可见，精神障碍患者以中年人和老年人居多，偏向于大龄化。

表8　　　　　　　　　　　　　　受访对象的年龄分布

年龄阶段	人数/名	百分比（%）
10—29岁	13	11
30—49岁	61	54
50—69岁	37	32
70—90岁	3	3
合计	114	100

6.1.1.2　受教育情况

受疾病等因素的影响，精神障碍患者的受教育程度普遍较低（见表9）。

表9　　　　　　　　　　　　　受访对象的受教育情况

学历	小学（N=25）	初中（N=49）	高中及中专（N=35）	大专以上（N=5）
百分比（%）	22	43	31	4

6.1.1.3　婚姻状况

受访对象有2名尚未达到法定结婚年龄，其余患者婚姻状况如表10所示，56名未婚，约占50%；40名已婚，约占35.7%；13名离异，约占11.6%；3名丧偶，约占2.7%。

表10　　　　　　　　　　　　　　受访者婚姻状况

婚姻状况	人数/名	百分比（%）
未婚	56	50
已婚	40	35.7
离异	13	11.6
丧偶	3	2.7
合计	114	100

6.1.2 患者家庭的社会经济状况

受访对象中仅有 10 名就业，有高达 104 名患者没有工作，占总数的 91%。同时，有 66% 的家庭月收入在 3000 元以内（见表 11）。

表 11　　　　　　　　　　　　家庭月收入情况

工资（元）	< 500 （N = 15）	500—1000 （N = 16）	1000—3000 （N = 44）	> 3000 （N = 3）
百分比（%）	13	14	39	34

6.1.3 当前的照料模式

从照料模式来看，有 98 名患者选择的是家庭照料模式，占总数的 86%。这说明居家照料是目前精神障碍患者的主要照料模式（见表 12）。

表 12　　　　　　　　　　　　当前照料模式

照料模式	机构照料（N = 13）	家庭照料（N = 98）	社区照料（N = 3）
百分比（%）	11	86	3

6.1.4 就业状况

如图 7 所示，患者大部分失业，共计 104 名，占 91%；在业 9 名，个体经营者 1 名。可见精神障碍患者从业者非常少，失业状况严重。

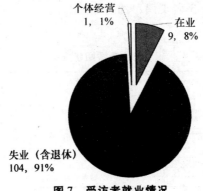

图 7　受访者就业情况

6.1.5　患病及治疗情况

6.1.5.1　患病年限

如图 8 所示，患者患病年限均较长，呈长期性特点。1 年及以下者仅 1 名，2—5 年者 12 名，6—9 年者 20 名，而 10 年及以上者高达 81 名，约占总人数的 71%。

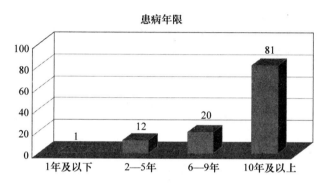

图 8　受访者患病年限分布

6.1.5.2　患者发病频率

如表 13 所示，患者的发病频率主要为数年 1 次和每年 1 次，分别为 42 名、39 名，各占 37% 和 34% 的比例；而每月 1 次、每周 1 次和每天 1 次的患者较少，分别为 17 名、11 名、5 名，各占 15%、10%、4% 的比例。可见，大部分患者的发病率较低，但有 29% 的患者病情不稳定，发病率较高。

表 13　　　　　　　　　　受访者发病频率

发病率	人数/名	百分比（%）
每天 1 次	5	4
每周 1 次	11	10
每月 1 次	17	15
每年 1 次	39	34
数年 1 次	42	37
合计	114	100

6.1.5.3　服药情况

根据访谈数据显示，受访对象以精神分裂症为主，糖尿病、脑梗塞、高血压、冠心病、胆结石、肾结石等躯体疾病为受访对象常见的合并症。其中 86 名患者需定期服用抗精神病药物，约占 75%；28 名患者需不定期服用抗精神病药物，约占 25%。

6.1.5.4　药费负担情况

月医疗费用在 500 元以下的患者 78 名，约占 68%；500—1000元的患者 24 名，约占 21%；1000—3000 元的患者 9 名，约占 8%；3000 元以上的患者 3 名，约占 3%（表 14）。

表 14　　　　　　　　　　**受访者药费负担情况**

人数 项目 金额	家庭月收入	百分比	患者月医疗费用	百分比
500 元以下	15	13%	78	68%
501—1000 元	16	14%	24	21%
1001—3000 元	44	39%	9	8%
3001 元以上	39	34%	3	3%
合计	114	100%	114	100%

6.1.5.5　患者药费报销情况

如表 15 所示，受访对象医疗费用报销比例为 0 的有 12 名，约占总人数的 11%；报销比例在 1%—30% 的有 20 名，约占18%；报销比例在 31%—60% 的有 34 名，约占 30%；报销比例在 61%—100% 的有 48 名，约占 42%。报销比例低于 60% 的患者占 58%，也即超过一半的患者报销比例偏低。考虑到患者大面积失业的状况，他们的药费负担极重是一个需要严重关切的问题。

表 15　　　　　　　　　　　**受访者药费报销情况**

报销比例	人数/名	百分比（%）
0	12	10.5
1%—30%	20	17.5
31%—60%	34	30
61%—100%	48	42
合计	114	100

6.1.5.6　精神残疾等级评定情况

精神残疾是指各类精神障碍持续一年以上未痊愈，由于病人的认知、情感和行为障碍，影响其日常生活和社会参与。根据《世界卫生组织残疾评定量表Ⅱ》，结合具体情况，将精神残疾分为 4 个等级：精神残疾一级、精神残疾二级、精神残疾三级、精神残疾四级。其中精神残疾一级为适应行为严重障碍患者，生活完全不能自理，忽视自己的生理、心理的基本需求，不与人交往，无法从事工作，不能学习新事物；精神残疾二级为适应行为重度障碍，生活大部分不能自理，基本不与人交往，只与照顾者简单交流，能理解照顾者的简单指令，有一定学习能力；精神残疾三级为适应行为中度障碍，生活上不能完全自理，可以与人进行简单交流，能表达自己的感情，能独立从事简单劳动，能学习新事物，但学习能力明显比一般人差；精神残疾四级为适应行为轻度障碍，生活上基本自理，但自理能力比一般人差，有时忽略个人卫生，能与人交往、表达自己的情感，体会他人情感的能力较差，能从事一般的工作，学习新事物的能力比一般人差。

如表 16 所示按照严重程度由高到低，受访对象人数分别为 7 名、34 名、39 名、26 名，各占 6%、30%、34%、23%、7%。其中 8 名受访对象未进行精神残疾等级评定，约占 7%。请注意，65 名患者为中轻度患者，具有一定的生活自理能力和学习能力，能够从事简单的劳动。这一数据为我们思考如何完善为他们的康复服务、帮助他们回归社会提供了重要依据。

表 16   精神残疾等级评定情况

精神残疾等级	人数/名	百分比（%）
一级	7	6
二级	34	30
三级	39	34
四级	26	23
未评定	8	7
合计	114	100

6.1.6 政策支持

政策支持主要从政策法规学习途径、政策法规获取渠道以及优惠政策获取状况 3 个方面进行分析。

6.1.6.1 政策资源获取途径

如表 17 所示，从政策资源信息获取途径来看，主要有报纸、电视、网络、亲友、社区、精神卫生服务机构提供等 7 条途径，其中，社区提供的信息排在第一位，为 52%；其次是报纸，为 38%；再次是精神卫生服务机构，为 37%；然后是电视和亲友，均为 33%；网络的选中率最低，为 7%，通过其他途径的选中率为 8%。社区提供政策信息较高显示了当前我国政策信息传播的重要路径，为建构基于社区的社会服务模式提供了重要依据。同时，也看到各类信息传播方式的比例都不高，显示了提高政策宣传的重要性。

表 17   受访者政策资源信息的获取途径

学习途径	未选/名	百分比（%）	已选/名	百分比（%）
报纸	71	62	43	38
电视	76	67	38	33
网络	106	93	8	7
亲友	76	67	38	33
社区	55	48	59	52
精神卫生服务机构	72	63	42	37
其他	105	92	9	8

6.1.6.2 政策资源获取渠道

该项问题的选项可以多选。如表 18 所示，从政策资源获取渠道来看，在街道或社区、精神卫生医院、精神卫生社会服务组织 3 个渠道当中，街道或社区的选中率最高，为 87%；其次是精神卫生社会服务组织，为 42%；精神卫生医院的选中率为 29%；其他渠道为 9%。街道或社区的选中率最高表明，街道和社区在精神障碍患者的治疗康复中的重要作用。这是笔者思考建构精神卫生社会服务框架的一个认识依据。

表 18 　　　　　　　　　　**受访者政策资源获取渠道**

获取渠道	未选/名	百分比（%）	已选/名	百分比（%）
街道或社区	15	13	99	87
精神卫生医院	81	71	33	29
精神卫生社会服务组织	66	58	48	42
其他	104	91	10	9

6.1.6.3 享受优惠情况

如表 19 所示，从享受政策优惠的情况来看，在低保救助、特病优惠、免费服药卡、优惠/爱心公交卡、公园景点免费或折价优惠、大病医疗救助六项优惠政策当中，公园景点免费或折价优惠的选中率最高，为 65%；其次是低保救助，为 50%；再次是优惠/爱心公交卡，为 46%；然后依次是特病优惠、免费服药卡、大病医疗救助，分别为 35%、22%、19%；其他优惠政策为 2%。可见，一方面，我们的系列优惠政策对他们有一定的覆盖面，表明对精神障碍患者优惠政策的发展有一定的成绩；另一方面，与实际需求相比，其覆盖面还远远不够，优惠政策的享受率不高，其中有 4 项在50% 以下；且 50% 的精神障碍患者家庭为低保家庭，存在一定的经济困难。

表 19 优惠政策享受情况

优惠政策	未选/名	百分比（%）	已选/名	百分比（%）
低保救助	57	50	57	50
特病优惠	74	65	40	35
免费服药卡	89	78	25	22
优惠/爱心公交卡	62	54	52	46
公园景点免费或折价优惠	41	36	73	64
大病医疗救助	92	81	22	19
其他	112	98	2	2

6.1.7 患者生活质量自评情况

根据《世界卫生组织生存质量测定量表》的指标，请精神障碍患者从生理、心理、独立性、社会关系及环境等 5 个方面进行自评，采用 1—5 级程度评分。量表结果显示，患者在社会关系、医疗保险、社会保障、住房环境以及社会参与程度等方面的满意度较低（表 20）。

表 20 患者生活质量自评情况

项目评分①		非常好（5）	比较好（4）	一般（3）	比较差（2）	非常差（1）
生理	疼痛与不适状况	2	58	35	14	5
	精力与疲惫	1	45	32	32	4
	睡眠与休息	1	32	44	30	7
心理	思想、学习	2	24	43	31	14
	记忆力、注意力	1	28	41	33	11
	情绪状况	1	28	50	26	9
	自尊感	4	24	61	21	4
独立性	行动能力	7	58	30	13	6
	日常生活能力	4	42	38	22	8
	工作能力	1	15	41	31	26
	对药物及医疗手段的依赖性	1	18	68	21	6

———————

① 采用 1—5 级程度评分，1 代表程度最浅或最差，5 代表程度最深或最好。

项目评分		非常好（5）	比较好（4）	一般（3）	比较差（2）	非常差（1）
社会关系	个人关系	0	36	61	11	6
	所需社会支持的满足度	1	27	59	21	6
	性生活	0	19	49	20	26
环境	社会安全保障	0	41	62	11	0
	住房环境	0	45	53	14	2
	医疗服务与社会保障	1	30	70	12	1
	获取新信息、知识、技能的机会	0	35	41	31	7
	相关法律法规的知晓度	1	32	38	33	10
	休闲娱乐活动参与机会、参与程度	0	29	41	33	11
	环境条件（污染、噪声、气候）	0	49	44	21	0
	交通条件	4	77	27	5	1

本次抽样调查发现，即使在经历了精神卫生事业快速发展的数年后，中国精神卫生服务系统的可及性依然不够，较高比例的精神障碍患者无法及时获得病情监测、心理疏导、服药指导等专业精神卫生服务。由于精神障碍患者的病情容易反复，日常照料、经济困境、社会融入、社会支持网络等都是多数家庭面临的挑战。

6.2　个案调查情况

6.2.1　基本信息

笔者共调查了 130 个患者案例（附录 1），这些个案均来自笔者主持的精神卫生社会工作服务项目，该项目由重庆市冬青社会工作服务中心负责实施。纳入调查的案例中，男性案例数量为 71，占案例总数的 54.62%，女性案例数量为 59，占案例总数的 45.38%；年龄最小的 17 岁，最大的 85 岁（见表 21）。

表 21　　　　　　　　　　**个案调查基本信息**

案例	小计 （N＝130）	＜18 （N＝1）	18—29 （N＝9）	30—39 （N＝29）	40—49 （N＝43）	50—59 （N＝24）	＞60 （N＝24）
分类比例	100.00%	0.77%	6.92%	22.31%	33.08%	18.46%	18.46%
男性（N＝71）	54.62%	0	4.62%	13.08%	17.69%	11.54%	7.69%
女性（N＝59）	45.38%	0.77%	2.3%	9.23%	15.39%	6.92%	10.77%

6.2.2　照料模式

在 130 个患者案例中，居家照料型（以下简称居家型）患者案例数量为 88，占案例总数的 67.69%；周期住院治疗型（以下简称周期型）患者和长期住院治疗型（以下简称机构型）患者案例数量为41，占案例总数的 31.54%；无人照料流浪型患者案例数量为 1，占案例总数的 0.77%（见表 22）。居家照料型占到超过 2/3 的比例。这个数据提示我们针对精神障碍患者的社区卫生服务的重要性。

表 22　　　　　　　　**不同照料模式的精神障碍患者分布**

类型	频数	构成比（%）
稳定型	34	26.15
波动型	22	16.92
边缘型	32	24.62
周期型	17	13.08
机构型	24	18.46
流浪型	1	0.77
合计	130	100.00

6.2.3　发病年龄

纳入调查的案例中，发病年龄以 18—29 岁居多，几乎占了一半，40 岁以上只占 16.28%（见表 23）。发病时间最长 54 年，最短 3 年，平均 21 年，显示了精神疾病的中青年发病、患病周期长的特点。

表 23　　　不同照料模式精神障碍患者的发病年龄分布，N（％）

类型	＜18 岁	18—29 岁	30—39 岁	40—49 岁	≥50 岁	合计
居家型	22（25.00）	37（42.05）	16（18.18）	6（6.82）	7（7.95）	88（100.00）
机构型	5（20.83）	13（54.17）	1（4.17）	2（8.33）	3（12.50）	24（100.00）
周期型	4（23.53）	8（47.06）	2（11.76）	3（17.65）	0（0.00）	17（100.00）
合计	31（24.03）	58（44.96）	19（14.73）	11（8.53）	10（7.75）	129（100.00）

6.2.4　婚姻状况

已婚患者中无人长期在医院治疗，他们或者由家人照顾，或者周期性住院治疗。居家型、机构型和周期型的婚姻状况之间有显著差异（X2 = 15.3418，P = 0.000）。精神障碍患者多是中青年发病，他们不容易有婚姻。而以婚姻为纽带的家庭关系对于精神障碍患者的照料模式选择十分重要。夫妻双方的扶助义务影响着患者的疾病诊疗过程，居家照料是有配偶患者首选的照料模式（见表 24）。

表 24　　　不同婚姻状况的精神障碍患者的照料模式，N（％）

类型	已婚	其他	合计
居家型	31（35.23）	57（64.77）	88（100.00）
机构型	0（0.00）	24（100.00）	24（100.00）
周期型	9（52.94）	8（47.06）	17（100.00）
合计	40（31.01）	89（68.99）	129（100.00）

6.2.5　家庭结构

完整家庭包括标准核心家庭、二代直系、夫妇核心家庭、三代直系，不完整家庭包括残缺家庭、单人家庭、复合家庭、缺损核心家庭（单亲父亲或者单亲母亲）。居家型、机构型和周期型的家庭构成之间有显著差异（X2 = 15.4927，P = 0.000）。家庭结构直接影响着患者的照料模式选择。与不完整家庭相比较，完整家庭有着更好的经济条件和更多的照料人资源，有利于患者回归家庭照料。

表 25   不同家庭构成的精神障碍患者的照料模式，N（%）

类型	不完整家庭	完整家庭	合计
居家型	28（31.82）	60（68.18）	88（100.00）
机构型	17（70.83）	7（29.17）	24（100.00）
周期型	3（17.65）	14（82.35）	17（100.00）
合计	48（37.21）	81（62.79）	129（100.00）

6.2.6　不同照料模式的精神障碍患者家庭资源和政策资源分布

6.2.6.1　居住条件

长期待在医院治疗的精神障碍患者家庭居住条件比居家型和周期型要差（$X2 = 30.9052$，$P = 0.000$），其中 3 例患者无房屋居住。家庭居住条件与不同照料模式的选择有着密切关系。精神障碍患者需要家人的长期照料，居住条件必须同时满足照料人和患者的基本需求。合适的居住条件是照料人接纳患者居家照料的基础条件之一。因此，选择居家照料的患者家庭的居住条件相对较好。

表 26   不同家庭居住状况的精神障碍患者的照料模式，N（%）

类型	无	单间	两居室	三居室	三居室以上	合计
居家型	0（0.00）	14（16.09）	46（52.87）	21（24.14）	6（6.90）	87（100.00）
机构型	3（18.75）	6（37.50）	5（31.25）	0（0.00）	2（12.50）	16（100.00）
周期型	0（0.00）	1（6.25）	11（68.75）	3（18.75）	1（6.25）	16（100.00）
合计	3（2.52）	21（17.65）	62（52.10）	24（20.17）	9（7.56）	119（100.00）

6.2.6.2　子女状况

无子女的精神障碍患者长期待在医院治疗较多（78.95%），和居家型、周期型差异显著（$X2 = 16.3788$，$P = 0.037$）。子女是成年患者的重要照料人资源，能够为患者提供经济、情感和生活扶助等支持。由于精神障碍患者不易有婚姻，较高比例的患者难以依靠子女的照料。

表 27　　　不同子女状况的精神障碍患者的照料模式，N（%）

类型	成年子女 1 个	成年子女 2 个	成年子女 3 个及以上	未成年子女	无子女	合计
居家型	11（15.94）	5（7.25）	3（4.35）	19（27.54）	31（44.93）	69（100.00）
机构型	0（0.00）	1（5.26）	1（5.26）	2（10.53）	15（78.95）	19（100.00）
周期型	5（38.46）	2（15.38）	1（7.69）	2（15.38）	3（23.08）	13（100.00）
合计	16（15.84）	8（7.92）	5（4.95）	23（22.77）	49（48.51）	101（100.00）

6.2.6.3　经济状况

这里的低保类患者包括享受低保金者和享受"三无"人员补助者两类，有收入类患者是指有基本养老保险或养老金者。无经济来源是指没有任何补助或者收入者。无经济来源的精神障碍患者较少选择长期在医院治疗（4.17%）（X2 = 8.7162，P = 0.069）。对于照料人力资源匮乏、经济状况差的患者而言，承担疾病诊疗费用的能力较弱，难以得到持续、规范的治疗。因此，无经济来源的居家型照料患者获得的居家照料是脆弱的，而机构照料则是患者能够得到规范治疗的有效途径。本调查显示，低保类、无经济来源类患者占到 62.8%。这一接近 2/3 的比例显示精神障碍患者经济状况较差的情况十分严峻。

表 28　　　不同经济状况的精神障碍患者的照料模式，N（%）

类型	无经济来源	低保类	收入类	合计
居家型	21（23.86）	33（37.50）	34（38.64）	88（100.00）
机构型	1（4.17）	15（62.50）	8（33.33）	24（100.00）
周期型	6（35.29）	5（29.41）	6（35.29）	17（100.00）
合计	28（21.71）	53（41.09）	48（37.21）	129（100.00）

6.2.6.4　医疗保障

合作医疗是指患者加入新型城乡合作医疗。职工医保包括单位缴费、个人缴费和资助参保等 3 种类型。没有医疗保险的患者是指没有任何形式的医疗保险，包括商业医疗保险。数据显示，所有选择长期在医院治疗的患者都有医保，并且以职工医保居多（69.57%），3种类型的患者医保形式的差异有统计显著性（X2 = 13.2030，P = 0.010）。无医疗保险的患者难以承担住院治疗的高昂费用，只能选择居家照料或间断性住院治疗。由于职工医保的保险比例较高，患者的负担最低，享有职工医保待遇的患者更愿意选择在机构住院治疗。总之，对于精神障碍患者而言，有无医疗保险和医保的种类与照料模式的选择显著相关。

表29　　不同医疗保险的精神障碍患者的照料模式，N（%）

类型	无医疗保险	合作医疗	职工医保	合计
居家型	14（16.09）	45（51.72）	28（32.18）	87（100.00）
机构型	0（0.00）	7（30.43）	16（69.57）	23（100.00）
周期型	1（5.88）	10（58.82）	6（35.29）	17（100.00）
合计	15（11.81）	62（48.82）	50（39.37）	127（100.00）

6.2.6.5　社会机构

残联免费服务项目不覆盖长期住院治疗的精神障碍患者（X2 = 15.0667，P = 0.001）。患者能否得到持续规范的治疗直接影响着患者精神症状的控制程度。残联的免费服药项目对居家照料型患者的症状控制发挥了积极作用，也极大地减轻了患者及其家庭的负担。但是，居家照料患者中享有免费服药政策的只有27.27%。

表30　不同免费服药（残联）的精神障碍患者的照料模式，N（%）

类型	有	无	合计
居家型	24（27.27）	64（72.73）	88（100.00）
机构型	0（0.00）	24（100.00）	24（100.00）
周期型	9（52.94）	8（47.06）	17（100.00）
合计	33（25.58）	96（74.42）	129（100.00）

6.2.7　精神障碍患者照料模式的相关因素研究

周期住院治疗型的精神障碍患者住院治疗频次高，在下文的分析中，笔者将他们和长期住院治疗型的患者合并为一类，为住院型。低保类的经济状况介于无经济来源和有收入之间，合作医疗的报销比例介于无医疗保险和职工医保之间，虽然这两个变量不是严格的等序数值型变量，但是在本次 Logistic 回归中，把它们作为等序数值型变量。根据个人经验，选择对照料模式影响最大的婚姻状况、经济状况和医保状况三个变量放入回归分析中。

表 31　　　　　　　　　　Logistic 回归分析中的变量定义

变量名	变量定义
照料模式	0：居家型；1：住院型（机构型 + 周期型）
婚姻状况	0：其他；1：已婚
经济状况	0：无经济来源；1：低保类；2：收入类
医保状况	0：无医疗保险；1：合作医疗；2：职工医保

Logistic 回归分析显示，在排除了婚姻状况和经济状况的影响后，医保状况和照料模式有关，报销比例和保障水平越高，则越容易选择长期待在医院治疗（OR = 3.15，P = 0.003）。医疗保险政策拓宽了享受精神卫生服务群体的规模，是精神卫生服务政策发展、保障水平提高的明证，需要充分肯定。同时，也表明现行的医疗保险政策对住院治疗的保障力度高，客观上造成机构照料的家庭负担最低。毋庸讳言，我们的精神卫生事业发展相对滞后，精神卫生资源有限，服务的可及性不高，社区精神卫生服务体系不健全。一方面，现有的以住院保障为主的医疗保险政策有利于精神障碍患者在机构中得到持续、规范的治疗，另一方面，门诊报销比例低、支持力度弱的政策又在客观上制约了精神障碍患者回归社区生活。特别是经济困难和照料资源缺乏的患者，由于无力承担长期的药费负担，很容易中断治疗。患者对**政策资源的享有形塑着照料模式，当前照料模式的选择更多取决于政**

策资源的享受情况，而不是主观的愿望。

表32　　　　　不同照料模式的影响因素 Logistic 回归分析

	OR	Std. Err.	z	P > z	95% CI
居家	参考水平				
机构型 + 周期型					
婚姻状况	0.50	0.23	− 1.50	0.135	0.21, 1.24
经济状况	0.70	0.21	− 1.16	0.247	0.39, 1.27
医保状况	3.15	1.22	2.98	0.003	1.48, 6.72
常数项	0.18	0.09	− 3.25	0.001	0.06, 0.50

第7章 精神障碍患者的居家照料

居家照料型主要是指精神障碍患者从发病以后到笔者调研的时间点之前，精神疾病的治疗方式以门诊为主、住院治疗为辅，长期生活在居家环境中。选择居家照料方法的精神障碍患者住院治疗的次数较少，发病频率较低，单次住院时间较短。这类患者的住院经历一般发生在疾病发现的初期或处于危机状态下的短期病情控制阶段，一旦病情得到有效控制后，就会选择回家休养。

根据精神障碍患者在居家生活环境中的病情稳定程度、生活状况、经济负担能力、社会功能状况、家庭结构、社会参与程度及药物依从性等特点，居家照料型又有稳定型、波动型和边缘型之分。稳定型表示精神障碍患者有基本的疾病认知和自我管理能力，能坚持服药，精神症状逐渐消失或已经有效控制，精神状况持续改善，生活基本能够自理，社会参与基本无障碍，个人或家庭生活状况在较长时间内保持平稳。其间虽然有精神疾病发作或短期住院的可能，但症状能够得到很快控制，并没有对患者的康复趋势和家庭生活造成很大影响。波动型表示精神障碍患者的疾病认知弱，不能坚持服药，精神症状控制效果不稳定，疾病发作频次高，精神状况欠佳，生活自理能力弱，日常生活需要协助，社会交往能力弱，个人或家庭生活水平起伏波动。边缘型表示精神障碍患者的疾病认知差，拒绝服药，精神症状没有得到有效控制或持续恶化，精神状况差，生活自理能力减退明显，个人或家庭经济状况不断恶化，生活水平逐渐下降。患者虽然在此期间长期生活在居家环境中，住院频次不高，但因经济或疾病认知等原因中断治疗，疾病发作的风险不断累积，随时可能发生危机事件。

7.1 唐 H：居家照料的患者

7.1.1 案例描述

唐 H，男，1974 年生，大专毕业。曾在当地一家铝制品厂工作，2003 年主动离职后去深圳打工，2005 年被山西一家公司高薪聘请为工程师，2007 年在山西工作期间出现精神症状，被家人接回重庆，并送到精神专科医院求诊，经诊断为精神分裂症，时年 33 岁。患病初期，患者易被激惹后出现情绪波动，在父母和妻子的关心、鼓励和医生的指导下，唐 H 增加了对精神疾病的认知，接受了患有精神疾病的事实。为了减轻他的心理负担，方便就医，全家五口搬离了以前的生活区域，租住在医院附近的一个小区。

案例唐 H 患病前不仅是公司的技术骨干，也是家庭经济收入的支柱，工资收入是普通工人的四五倍。患上精神疾病之后，家庭收入结构发生了急剧变化。唐 H 办理了病退手续，每月可以领取 1000 多元退休金，而他的妻子虽然有相对稳定的工作，但是每月只有 1000元左右的收入，他们还需要抚养正在读小学的儿子。在这种情况下，唐 H 父母每月 4000 元的退休金就成了家庭最主要的收入来源。唐 H 的医药费、房租和日常生活费是全家主要的 3 项支出。家庭生活水平保持基本平稳，没有出现较大的波动。但是，随着其父母年龄的增长，家庭抗风险能力仍有待增强。访谈中，患者表达了想出去参加工作增加家庭收入的愿望，但是又担心自己的疾病复发而不能胜任工作。

唐 H 参加了一档的城乡居民合作医疗保险，并办理了残疾证，成功申请到了中国残联专项彩票公益金残疾人康复项目的资助，可凭残联制发的贫困精神病患者医疗救助卡享受每年 800 元的基本检查和服用基本治疗药品的补贴。数年来，唐 H 与父母、妻子和儿子一起生活，坚持每天锻炼身体，能够主动服药，精神症状控制较好。他与家人的关系密切，每天可以接送儿子上学，但不愿和陌生人交流。

7.1.2　唐 H 案例分析

7.1.2.1　唐 H 的家庭对其康复起到关键性的支持作用

人类生活根植于特定的社会关系中，包括亲属、朋友及贯穿其生命过程的其他重要关系，一个成员的不幸和机会通过这些关系可以被分担和分享。[①] 对于精神障碍患者而言，家庭成员的态度和经济支持是增强患者应对和摆脱困难处境的有效社会支持，直接影响着患者的康复。从唐 H 的案例来看，在精神障碍患者的生命历程中，家庭始终处于重要地位。

唐 H 的家庭对他康复的支持表现在以下方面：

第一，给予他家庭亲情的温暖。一是给他以亲情抚慰。父母、妻子和儿子与唐 H 一起生活，使他生活在亲情的环绕中。二是父母和妻子关心他，帮助他接受患有精神疾病的事实。第二，尽量营造一个适合康复的环境。为了减轻他的心理负担，方便就医，全家五口搬离了以前的生活区域，租住在医院附近的一个小区。第三，经济支持。唐 H 由家庭经济支柱变为不但没有收入，而且还需要一笔高昂医疗开支的病人，这带来家庭经济状况的明显恶化。面对这种情况，他的家庭重新调整了家庭内的经济资源，唐 H 父母每月 4000 元的退休金成了家庭最主要的收入来源。他坚持每天锻炼身体，能够主动服药，精神症状控制较好。他与家人的关系密切，每天可以接送儿子上学。

7.1.2.2　政策资源的重要支持

对于需要长期服药治疗的精神障碍患者及其家庭来说，医疗保险和针对精神障碍患者的救助项目是坚持治疗、促进康复的重要保障。唐 H 得到了一系列的政策资源的支持。他办理了病退手续，并得到医疗保险和救助、参加了合作医疗以及得到贫困精神病人救助项目的资助。这对于他和他的家庭，是一个关键性支持因素。这不仅是经济上的支持，也在心理上给他们以安全感，意义重大。

---

① ［美］格伦·H·埃尔德：《大萧条的孩子们》，田禾等译，译林出版社 2002 年版。

因此，我们看到，在唐 H 的生命历程曲线（图 9）中，精神疾病对患者及其家庭形成了巨大冲击力。高昂的医药费用、随之而来的失业、巨大心理压力和落差等负面因素彻底改变了患者正在缓慢上升的生命轨迹，家庭生活水平陡然下降。此时，患者对精神疾病的正确认知，对药物的依从性，家庭成员的接纳和支持，如寻找利于患者康复的环境、父母的资助、婚姻的稳定、儿子的陪伴，经济收入一定程度的恢复等积极因素开始让患者的生命轨迹缓慢爬升。唐 H 从发病到康复的生命轨迹曲线的形成，充分体现了家庭资源和政策资源对于选择居家照料模式的精神障碍患者的重要作用。

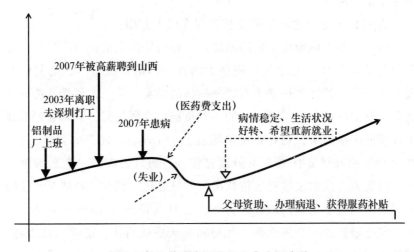

图 9　唐 H 的生命历程和生命主要事件

7.2　家庭资源的影响

7.2.1　稳定的照料人是精神障碍患者能够及时得到专业治疗和生活照料的重要资源

对于精神障碍患者而言，以血缘和婚姻为纽带的，以家庭和家族关系为主线的亲缘关系是最重要的支持力量。精神疾病发生后，患者可能会出现妄想、幻觉、错觉、情感障碍、哭笑无常、自言自语、行为怪异、意志减退等症状，不能正常地工作和学习，甚至生活不能自理，需要他人协助去诊治疾病和处理日常生活事务。许多严重精神障碍患者存在自知力缺损，对自身精神状态的认识缺乏，对疾病持消极态度或否认有病，如果没有相对稳定的照料人，患者可能不会很好地遵从医嘱或治疗建议，治疗效果会降低，生活质量会下降。对于无行为能力或限制行为能力的严重精神障碍患者，还应为他们设置监护人。按照我国《民法通则》的规定，监护人主要是由患者的父母、成年子女、配偶、兄弟姐妹、祖父母和外祖父等近亲属担任。这些人员构成了精神障碍患者的主要照料人来源。患者的近亲属数量越多，一般来说，就意味着家庭照料资源较多，找到合适和稳定照料者的概率就越高，也就更有可能居家康复和回归社会。相反，家庭照料资源缺乏的患者，因为没有足够的照料人资源，他们的精神症状和生活状况就容易出现波动和反复，甚至恶化。

7.2.2　婚姻状况、家庭结构与照料资源

7.2.2.1　婚姻与家庭结构是影响患者照料资源的重要因素

对于已经结婚的精神障碍患者来说，来自配偶的照料对患者的康复影响极大。如表 33 所示，在稳定型居家照料精神障碍患者中，有 35.29% 的患者的主要照料人是其配偶。我国《婚姻法》第 20 条规定，夫妻有互相扶养的义务，如果一方不履行扶养义务时，需要扶养的一方有权要求对方付给扶养费。同时，《精神卫生法》第 9 条也明文规定，禁止遗弃精神障碍患者；第 20 条还规定"发现家庭成员可能患有精神障碍的，应当帮助其及时就诊，照顾其生活，做好看护管理"。因此，已经结婚的精神障碍患者的配偶，照顾精神障碍患者是法定不可推卸的责任和义务。研究中也发现，相比其他患者，配偶在情感、经济等方面支持力度大的患者更加能够坚持治疗和服药，自理能力提高更快，社会功能恢复更好，社会融入程度更深。案例齐 DH，患有情感障碍，经过精神专科医院短暂住院治疗后病情稳定出院，坚持服药 10 年，除偶尔存在轻微不适外，病情一直保持稳定。谈到家人对她的支持时，她说："我从 1992 年生了小孩后就再没有出去做过事情了，他（丈夫）在××（某政府部门）上班，现在儿子

出去（加拿大温哥华）留学了，就我们两个人在家住了。我喜欢到处要（旅游），他（丈夫）比较支持我，我个人（自己）做主去不去住院。我觉得我只要心情好，一般都不犯病。姐姐和弟弟们每个星期都来看我一次，陪我打点儿家搭子（打麻将）。我想去厂里办病退，又怕影响他（丈夫）和儿子的前途。别个想我得了这个病不好啥。"需要指出的是，我们发现，有配偶的精神障碍患者多数是婚后才发病的患者。

表33   患者的主要照料人情况表

居家照料稳定型 （N=34）	配偶 （N=12）	父母 （N=20）	其他 （N=1）	无 （N=1）
100%	35.29%	58.81%	2.95%	2.95%

7.2.2.2 部分青年期未结婚而发病的女性有可能结婚而由配偶家庭照料

严重精神障碍患者按照法律规定是不能结婚的。出自提高民族人口素质的长远目标，在禁止结婚的规定上，我国《婚姻法》规定了两种情形：一是直系血亲和三代以内旁系血亲；二是患有医学上认为不应当结婚的疾病。第二种情形就包括了处于发病期的精神分裂症、躁狂抑郁型精神病等严重精神障碍患者。应该说，这样的法律规定是必要的，有助于更好地预防遗传性疾病的发生。对于多数青年期发病的男性患者而言，因不能正常参加工作，不能正常社会交往，加上一旦发病，其妻子难以控制，且容易受到伤害，结婚是难以实现的人生目标。患者张D，生于1982年1月，据其父亲叙述，患者2003年先是患躁狂症，后又转为抑郁症，多次在精神专科医院住院，现在家服药治疗1年多，病情相对保持稳定。在症状控制较好的时候，患者对其父亲多次谈到过自己因为患精神疾病而无法和其他人一样经历人生的正常阶段，表达过希望能够谈恋爱、结婚和生小孩的愿望。

可是，青年期发病的女性患者，则往往呈现出另一种情况。精神科医务工作者的经验性信息提示，与男性精神障碍患者相比较，年轻的女性精神障碍患者住院时间相对较短，一旦病情稳定，患者家属就会来院接回患者。其中的主要原因是女性精神障碍患者可以回家做些家务，但也有出于"传宗接代"目的与女性精神障碍患者结婚的现象。

　　造成这一现象的内在机制，从根本上说是缘自婚姻市场的需求。我国出生人口性别比（每出生 100 名女婴对应的男婴数）一直高于 103 至 107 的正常值范围。1982 年人口普查出生人口性别比为 108.47，出生性别结构开始失衡；之后，出生人口性别比一直快速持续上升，1990 年升至 111.14，2000 年"五普"时达到 116.86，2010 年"六普"时升高为 118.06。出生性别比的持续升高、"女性赤字"，造成婚姻市场严重婚姻挤压，适婚男性过剩、婚配困难的情况已经显现。[①] 在这一背景下，女性精神障碍患者往往还会走进婚姻。这一情况的发生自然与前述法律规定不合，但事实上，该法律在实践中很难落实。一般来说，在婚姻登记的实践中，婚前医学检查已经不再作为强制性规定，结婚登记也不再要求提供婚前医学检查意见。那些不宜结婚组成家庭的精神障碍患者有可能成功办理结婚登记手续。这些先发病、后结婚的女性精神障碍患者，其照料资源就主要来自她的配偶家庭了。

　　7.2.2.3　青年期发病而未结婚的精神障碍患者的照料资源主要来自父母或兄弟姐妹

　　从表 34 中仍可以发现，有 58.81% 的精神障碍患者是由其父母承担照顾责任的。由此可见，亲子关系在精神障碍患者的康复中占据了十分重要的地位，尤其是双亲家庭的照料，对于精神障碍患者的支持力度最大。但是，我们也看到这种关系的脆弱，随着父母年龄的增长而逐渐凸显。如表 35 所示，在所有案例中，有 56 例的父母照料人的年龄超过 60 岁，占总案例数的 43.08%，其中超过 70

　　① 曾毅等：《我国近年来出生性别比升高原因及其后果分析》，《人口与经济》1993 年第 1 期；王钦池：《出生人口性别比周期性波动研究——兼论中国出生人口性别比的变化趋势》，《人口学刊》2012 年第 3 期；石人炳：《我国出生性别比变化新特点——基于"五普"和"六普"数据的比较》，《人口研究》第 37 卷第 2 期。

岁的父母照料人 27 例，占 20.77%。一旦高龄照料者因故不能继续承担照料责任，又没有其他替代性照料出现，相对稳定的居家照料精神障碍患者的状况就很容易出现瓦解、反复。稳定型居家照料患者中，高龄照料者的比例越来越大，父母的照料能力也随着时间的推移逐渐下降，多数患者父母对患者的未来表现出极大担忧。当父母不能担负照料责任的时候，有 8.46% 的患者由兄弟姐妹担负照料责任。

表 34   主要照料人年龄状况

	父母 （N=76）	配偶 （N=30）	子女 （N=6）	兄弟姐妹 （N=11）
60 岁以下	20（15.38%）	17（13.07%）	5（3.85%）	3（2.31%）
60—69 岁	29（22.31%）	11（8.46%）	1（0.77%）	6（4.61%）
70 岁以上	27（20.77%）	2（1.54%）	0	2（1.54%）

7.2.2.4 传统的核心家庭结构，尤其是多子女的大家庭结构为照料精神障碍患者提供了更多的选择空间

家庭是组成社会的细胞，家庭为每位成员的生存和发展提供了最重要的保障。反过来，每个家庭成员也有维护家庭的稳定和发展，为其他家庭成员提供支持和扶助的义务。在精神障碍患者失去劳动能力或者因为社会歧视而无法就业的情况下，主要依靠家人扶助才能维持正常的生活必需。同时，病情稳定的患者还需要在照料人监督下遵守医嘱、按时服药和接受定期门诊随访。核心家庭由于家庭结构完整，应对家庭危机的能力比单人家庭和残缺家庭要大得多，尤其是多子女家庭，当父母或配偶的照顾能力出现困难时，来自兄弟姐妹的帮助和支持极为重要，可以为精神障碍患者继续提供稳定治疗。

如表 35 所示，精神障碍患者中的核心家庭和直系家庭结构比例分别为 42.31% 和 20%，这些家庭结构为精神障碍患者能够获得稳定的居家照料提供了有利条件。同时，单人家庭和残缺家庭结构比例分别为 7.69% 和 26.92%，这类家庭的家庭成员数量较少，多数因忙于生计和处理自身事务，无暇顾及精神障碍患者的生活照料和疾病诊治。生活在这类家庭结构中的患者被忽视以及得不到妥善安置和照料的概率相对较高。即使患者的病情已经趋于稳定，只要患者家属在患者服药治疗、心理支持和生活照料等方面稍有疏忽或缺少高度重视，患者的病情就可能出现波动，生活状况也会出现不稳定，这类居家照料患者就有可能由稳定型向波动型和边缘型演变。

然而，高比例的独生子女患者家庭应当引起重视。在所有案例中，有 40 例是独生子女，占总案例数的 30.77%。如此高的独生子女家庭比例主要缘于国家的计划生育政策。近年来，计划生育政策逐步做出了重大调整，二孩政策已经开始实施，但是由于精神疾病多数是在中青年期发病，此时多数夫妇已经错过最佳生育年龄。独生子女精神障碍患者的父母面临着与"失独"家庭相似的境况，不仅难以得到子女的赡养，还要担忧子女今后的生活照料。

表 35　　　　　　　　　　　　**患者家庭结构状况**

类型	核心家庭 （N = 55）	直系家庭 （N = 26）	复合家庭 （N = 4）	单人家庭 （N = 10）	残缺家庭 （N = 35）
占比（%）	42.31	20	3.08	7.69	26.92

7.2.3　家庭及其家庭经济状况是患者疾病得到持续、有效治疗并稳定居家生活的重要保障

7.2.3.1　精神障碍患者的生活照料成本和疾病负担是造成家庭压力的重要因素

精神障碍患者因为长期患病，长期照料的人力资源成本对于多数家庭是沉重的负担。特别是在隔代家庭、留守家庭、空巢家庭和单亲家庭等不完整家庭结构普遍存在的情况下，家庭照料资源已经变得越来越稀缺。而如果转向市场去购买照料资源，对于多数家庭来说是难以承受的。在所有调查案例中，由家人出钱雇用专人照顾患者的只有 1 例。

研究发现，治疗疾病的自付医疗费用支出占家庭收入的比例超过一定界限就将构成灾难。① 因为一旦医疗花费超过家庭收入的一定比例，比如10%，就会使本来有限的家庭收入可支配度更小，转而可能会迫使家庭缩减其他方面的已经是最低需求的消费、变卖生产性财产、不断借款，从而陷入贫困或更深的贫困。② 特别是对患有慢性疾病的家庭，持续的医疗费用将是妨碍家庭发展和生活水平提高的最大阻力。对于精神障碍患者来说，早期发现、早期治疗和早期干预精神疾病，不仅可以帮助减少精神病患者的痛苦以及对社会的负面影响，还可以极大地减轻精神障碍患者的疾病负担。但是，由于家庭成员和社会公众对于精神疾病还存在无知、恐惧和偏见，大量的精神疾病患者没有得到及时有效的治疗。

据不完全统计，在发展中国家，有高达85%的精神病患者没有得到治疗。临床经验表明，精神疾病患者多数不会及时求诊，除非已经出现很严重的精神症状，或者已经出现了对他人或自己造成伤害的危险。而对于那些处于社会经济状态劣势的人群，即使身体已经出现严重症状，延迟寻求治疗的可能性仍然很高。加上人们对精神疾病的偏见或者资源信息的缺乏，高比例的精神疾病患者首先是求助于非精神卫生专业人员，到精神专科机构求诊仅仅是最后不得不去的无奈之举。这样的路径不仅错过了最佳治疗时机，也额外消耗了家庭的经济资源。

7.2.3.2 患者的就业历史及收入保障能力一定程度上减轻了家庭的经济负担

受精神疾病的影响，青年期发病的精神障碍患者的成长、受教育、求职、就业以及婚姻家庭关系等发生了非常态的剧烈变化，他

---

① Michael Kent Ranson, "Reduction of catastrophic health care expenditures by a community-based health insurance scheme in Gujarat, India: current experiences and challenges," (http://apps.who.int/iris/bitstream/10665/71270/1/bu1325.pdf).

② Steve Russell, "The economic burden of illness for households in developing countries: a review of studies focusing on malaria, tuberculosis, and human immunodeficiency virus/acquired immunodeficiency syndrome," *American Journal of Tropical Medicine & Hygiene*, Vol. 2, No. 2 (suppl), 2004.

们多数可能失去劳动能力而无法就业或面临失业。这不仅让患者本人失去了赖以生存的工资收入，患者家庭也失去了一个重要的经济来源。对于那些有过就业经历的患者，多数有条件办理病退或退休手续，则可以享受相应的退休津贴以及城镇职工医疗保险待遇，在一定程度上缓解了患者的生活照料和疾病治疗压力，减轻了家庭的负担。在所有案例中，有 38 例患者有过就业经历，占案例总数的 29.23%。

7.2.3.3　近亲属的社会经济状态是影响患者生命轨迹的决定性因素

家庭的社会经济状态主要指患者家庭的职业和财务状况，尤其是主要照料人的职业状况和收入水平直接关系到精神障碍患者及其家庭应对疾病的能力。患者近亲属的经济状态越好，患者越容易受到很好的照顾。尤其是父母、兄弟姐妹和配偶等家庭成员数量越多，患者得到的经济、心理支持就越大，选择稳定的在家康复治疗就越有可能。

案例唐 DH，女，现年 47 岁，精神分裂症患者。先后于 2007 年和 2012 年在某精神病医院住院治疗，每次住院时间 1 个月左右。目前与丈夫、女儿住在一起，能够坚持服药，病情稳定，生活能够自理，平时做日常家务，照顾 7 岁的女儿。患者生病后一直没有工作，全家的经济来源主要靠丈夫在建筑工地打工挣钱，经济状况一般。由于患者丈夫的姐姐和弟弟经济条件较好，主动资助患者家庭购买了一套两室一厅的商品房，为全家解决了住房难题。

除了为患者提供生活照料、送诊和精神支持外，患者近亲属能够为患者提供的主要有经济支援和住房保障。在所有案例中，有高达 49.23% 的患者需要父母的经济资助，有 46.15% 的患者的住房由父母提供。而当父母和配偶的照料缺失时，有近 9.23% 的患者是由兄弟姐妹提供生活照料和经济支持。

其他影响精神障碍患者在居家环境中照料状况的家庭因素还有是否有传统的家庭观念、对精神卫生知识的熟悉了解程度以及获取政策资源的能力等。

7.3 收入保障和医疗保障政策
对患者及其家庭的影响

对于参加过工作的精神障碍患者来说，如果有稳定的与工作相关的收入来源，保持相对稳定的生活水平和维持较好的精神状态将成为可能。部分患者曾经是企事业单位的员工，可以依据国家有关退休、退职的规定经过鉴定后办理退休、退职手续。因病办理提前退休手续和提前离职手续的主要区别是男性是否满50周岁，女性是否满45周岁，因病退职的待遇低于因病退休。因为参加工作的工作年限不长后患病，造成绝大多数患者因病退休、退职待遇并不高，但是因为相对比较稳定，远高于基本养老保险金和最低生活保障金标准，为患者的基本生活提供了较好的保障。在所有案例中，有38例患者享受了退休、病退和退职的待遇，占总案例人数的29.23%。这部分患者的生活状况要好于靠最低生活保障金维持生活的患者。

同时，与就业密切相关的还有城镇职工基本医疗保险。城镇职工基本医疗保险实行的是单位缴费和个人负担相结合的方式，所有用人单位必须为员工购买。在所有的险种中，城镇职工医疗保险的待遇最好。如果精神障碍患者办理了城镇职工基本医疗保险，实际的医疗费用负担就相对要低很多。一般而言，如果患者曾是国有企事业单位的员工，在因病退休和退职的手续以及职工基本医疗保险的办理上会严格遵循国家有关政策规定，对患有精神障碍疾病的员工也会给予更多的人文关怀，这部分患者的生活待遇和医疗保险待遇能够得到较好的保障。在所有案例中，有35例患者享受了单位缴费的职工基本医疗保险，占总案例的26.92%。

经济条件较好的患者家庭如果为有过工作经历的患者缴纳了以个人身份参加的城镇职工基本养老保险费，将解决患者未来的基本养老问题。在调研的案例中有9例中青年患者以个人身份参加了城镇职工基本养老保险。同时，为促进灵活就业，国家鼓励国有企业下岗分流人员、失业人员和无单位退休人员等以个人身份参加城镇职工医疗保险，这就为曾经有过工作经历的人员参加城镇职工医疗保险开辟了通道。由于个人身份参加医疗保险实行的是缴费高低与待遇挂钩的机制，每年的缴费标准依据当年的在岗职工年平均工资的一定比例测算。如重庆市2013年度按照重庆市统计局公布的2011年度全市城镇非私营单位在岗职工年平均工资的75%，即30031.5元，作为以个人身份参加城镇职工医疗保险的缴费基数，当年确定的一档和二档全年缴费标准分别为1501.80元和3303.96元。应该说这项政策对于有过工作经历的精神障碍患者是十分有利的政策。但是并不是所有有就业经历的患者都办理了这项保险，主要原因有3个：一是没有听说过有这项政策或者听说过但不了解；二是想去办理保险但是找不到工作记录档案；三是因为经济原因缴纳不起上千元至数千元的保险费。

缴纳保险费是每个参保人员应尽的义务，没有任何的政策会免除个人身份参加职工医疗保险的缴费责任和义务。医疗保险管理机构也多次明文禁止医疗机构采取诸如减免参保职工住院费等优惠活动去吸引患者就医。从管理部门的角度出发，参保人员的个人缴费责任不应当被免除。然而，对于贫困精神病患者而言，数千元的保险费无疑是昂贵的。在调研中发现，为了解决部分低收入困难患者的住院治疗费报销问题，有的医疗机构采取了慈善救助的变通方法，即通过第三方慈善机构捐助患者购买职工医保的方式，让符合参保条件的低收入困难群众可以享受到住院报销的实惠。

那么居民医疗保险的缴费少，为什么不鼓励患者去参加城乡合作医疗呢？引起这样"灵活"处理的问题根源在于不同医保政策的差异化设计。医疗保险制度的设计一直秉承的是缴费义务和享受权利相对应，即缴纳得越多享受的权利越多。按照笔者理解，作为对城镇职工医疗保险制度的一个补充，城乡合作医疗制度的设计主要是针对没有参加城镇职工医保的城乡居民，解决的是最基本的看病需求。

精神疾病在重庆市实行的是单病种核算办法。从表36可以发现，职工医保的保险标准要高于居民医保，尤其是医院等级越高，合作医疗的基金支付比例就越低。如在职职工医保的三级医院基金支付比例为85%，而居民医保的一档基金支付比例只有40%，两者相差一倍多。居民医保更加鼓励患者在最基层的医疗服务机构就诊，从医疗卫生制度的设计的总体原则和方向上是合理的。然而，对于精神疾病这类慢性疾病来说，却又有一些值得讨论的空间。第一，当前的基层精神卫生服务体系不健全、精神卫生服务机构缺乏、精神卫生服务力量严重不足，在多数县级以下地区根本就没有精神专科医疗机构或开设专科精神卫生门诊，精神障碍患者只能到二级以上甚至三级以上专科医疗机构求诊。第二，和其他疾病不一样，精神疾病的治疗周期相对越长，报销比例越低，意味着患者及其家庭的自付比例越高，对于多数精神障碍患者来说，这是极其沉重的负担。访谈中发现，很多精神障碍患者的病情并不稳定，当时因为无力负担住院费用，只能回家休养。相当比例居家照料波动型患者属于此种情况。

虽然职工医疗保险有着较好的报销政策，然而多数患者因为没有工作或无力缴纳保险费，只能选择参加城乡合作医疗保险。在 130 例案例中，有 62 例参加了城乡居民医疗保险，占案例总数的 47.69%。他们中多数是由社区资助参保，其中近 50% 是低保户。

表36　　　　　　重庆市单病种医保定额费用分担标准一览表　　　　　单位:%

项目	职工医保				居民医保			
	基金支付		参保人员支付		基金支付		参保人员支付	
	在职	退休	在职	退休	一档	二档	一档	二档
一级	90	95	10	5	80	85	20	15
二级	87	95	13	5	60	65	40	35
三级	85	95	15	5	40	45	60	55

7.4　家庭建设对于精神障碍患者
回归社会的重要作用

7.4.1　精神疾患：人生的危机事件及诊治

所有慢性疾病中，没有哪种疾病可以像精神疾病这样，给患者及其家庭成员乃至整个家庭系统带来灾难性影响。精神疾病不仅改变了患者自己的人生轨迹，也影响着家庭的发展历程。在个体层面，精神疾病造成患者个体生命历程出现了迥异于常态的紊乱和错位现象，而这种紊乱和错位可能会向上一代和下一代延伸，影响代际之间的关系，也必然或多或少影响同辈兄弟姐妹的生活，并造成整个家庭生命周期的非正常转变。尤其对于那些中低收入家庭来说，精神疾病的系统性破坏还具有伤害程度深、陷入困境时间长、复苏能力弱等特点。

如图 10 所示，如果将精神疾病的发生喻为人生历程中的一个危机生活事件，个体就如同进入了一个困难重重的黑暗空间，经历了种种艰难险阻，然后穿越极限再回归正常生活。在这样的历程中，患者及其家庭面临各种难题，包括疾病的困扰、生活的困境以及无法预料的未来等，受到诊疗效果、经济能力、社会环境等多种因素的影响。在疾病的临床诊治期结束后，患者的生活照料开始分化为几种不同的方式。其间，无论是患者还是家庭，共同面临着对待突发危机事件时心理层面从否认到无奈再到接受的新陈代谢过程。

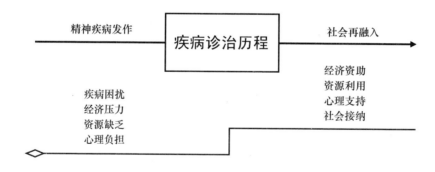

图 10　危机事件应对流程

7.4.2　居家照料是实现社会再融入的必由之路

经历了精神疾病的急性治疗阶段之后，精神障碍患者开始了漫长的社会回归之路，而患者能否顺利地再融入社会至少与以下 5 个方面密切相关：（1）患者对家庭和社会环境的再适应；（2）患者个人战胜疾病的信心和能力，包括对疾病的认知；（3）家庭资源的充分整合与合理利用；（4）公共政策资源的可及性及使用能力；（5）社区卫生和社会服务资源的可及性及支持效率。患者能否获得稳定的居家照料直接关系到患者的顺利回归。

居家照料的目标是调动各种资源促使患者得到全面康复，提供给患者尽量少的不依赖住院的服务，提升患者的社会融入能力，促使他们的生活更加有意义并有作为。要实现这个目标，特别应当强调的是家庭责任，应当培育患者及其家庭的自助意识，积极倡导和发扬自助精神，充分发挥患者及其家庭的潜能。

7.4.3 《精神卫生法》对家庭照料责任有明确的规定

关于家庭成员间的权利义务，《婚姻法》有明确的规定。而对于精神障碍患者，《精神卫生法》在多个方面都更有针对性地明确了家庭成员的责任和义务。一是监护责任。《精神卫生法》第9条规定："精神障碍患者的监护人应当履行监护责任，维护精神障碍患者的合法权益；禁止对精神障碍患者实施家庭暴力，禁止遗弃精神障碍患者。"二是照顾责任。《精神卫生法》第21条规定："家庭成员之间应当相互关爱，创造良好、和睦的家庭环境，提高精神障碍预防意识；发现家庭成员可能患有精神障碍的，应当帮助其及时就诊，照顾其生活，做好看护管理。"第31条规定："监护人应当对在家居住的患者做好看护管理。"第36条规定："诊断结论表明需要住院治疗的精神障碍患者，本人没有能力办理住院手续的，由其监护人办理住院手续。"第51条规定："精神障碍患者出院，本人没有能力办理出院手续的，监护人应当为其办理出院手续。"第49条规定："精神障碍患者的监护人应当妥善看护未住院治疗的患者，按照医嘱督促其按时服药、接受随访或者治疗。"第59条规定："精神障碍患者的监护人应当协助患者进行生活自理能力和社会适应能力等方面的康复训练。"应当说，《精神卫生法》的这些条款为保障患者的合法权益，促使患者在家康复训练确立了法律依据。我们要正确引导患者家庭成员的家庭观念，发挥正确价值导向作用，增强患者家庭成员的责任意识，切实履行好家庭监护责任。

7.4.4　家庭关系建设有助于增强家庭的自助能力

家庭关系即家庭内部各成员之间的相互关系，既包括父母与子女之间、婆媳与翁婿之间、祖孙之间等代际关系，也包括了夫妻之间、兄弟姐妹之间、姑嫂妯娌之间等同辈关系。家庭的基本功能是为家庭成员生理、心理、社会性等方面的健康发展提供一定的环境条件；满足个体在衣、食、住、行等方面的物质需要；适应并促进家庭及其成员的发展；应付和处理各种家庭突发事件等。家庭社会学认为，家庭最基本的功能是分享感情，以及给予成员无条件的爱。

由于我国当前的家庭结构正经历深刻变化，大家庭已经一去不复返，家庭结构不断趋于简化，规模缩小。根据 2010 年第六次人口普查数据，核心家庭占比为 60.89%，成为当前家庭结构的主体，单人户占到 13.67%。① 家庭成员的数量变少，亲属网络规模变小，这意味着家庭对于家庭成员的需求满足及应对各种突发事件的能力面临严峻挑战。

由于患病，长期医治和失去劳动能力的精神障碍患者在家庭经济上给家庭带来的重负，导致在家庭中处于弱势地位，家庭关系处于不断变化中。来自父母的支持涉及范围较广，从经济支持到提供居住场所，是精神障碍患者的主要家庭关系。但是随着父母年龄的增长，对患者照料能力的逐渐减弱，特别是单亲家庭更加面临监护人缺失的风险。如在 130 个案例中，单亲家庭患者就有 31 个，占了总案例数的 23.85%。一旦父亲或者母亲失去监护能力，患者就将面临没有监护人的状态。对于有兄弟姐妹的患者来说，来自兄弟姐妹提供的支持，尤其是情感性支持对患者的康复起着十分重要的支撑作用。

强化家庭关系建设，密切家庭成员之间的联系可以很大程度上增加家庭应对风险的能力。特别是在城市化进程日益加快，人们的生产、生活空间已经逐渐失去了地域概念，这必然会对家庭关系的建设

---

① 王跃生：《中国城乡家庭结构变动分析——基于 2010 年人口普查数据》，《中国社会科学》2013 年第 12 期。

造成很大冲击。应主要通过开发和运用家庭内在资源及寻找社会支持等策略来解决面临的困境；应当号召人们重新认识家庭功能，重塑以家庭为中心，承担义务和责任的家庭价值观。只有采取各种措施推动与家庭功能恢复密切相关的家庭建设，努力阻断精神疾病给家庭带来的功能紊乱不良影响的扩散和蔓延，才能实现精神障碍患者顺利融入社会。

7.4.5 自助精神是建立自立自强的精神卫生社会福利系统的核心理念

一个以人为本的精神卫生服务系统，需要做到以下两点：

7.4.5.1 注重激发患者及其家庭的自助能力

应当鼓励患者及其家庭树立自力更生、自强不息的精神。这里，首先要把患者和他的家庭看做具有潜能、有积极性的主体，注意培植他们的自助能力。在这方面，可以汲取社会工作的优势视角的理念。优势视角是近年来社会工作所强调的一个专业词汇。优势视角要求社工要立足于发现和寻求、探索和利用服务对象的优势和资源，协助他们达到自己的目标，实现他们的梦想，并面对他们生命中的挫折和不幸。具体到精神卫生服务，精神疾患的特征决定了服务的长期性，因此，"可持续"是一个关键要件。只有整合社会福利系统的有利资源，充分发掘现有家庭资源，才具有可持续性。

当前的精神卫生服务更多地是关注疾病，以住院治疗为取向和直接干预的措施，对发挥个人和家庭的积极作用较少重视。一方面，这种生物医学治疗的服务模式和卫生服务中绝对地依赖职业精神科专家及其所制定的干预策略，直接影响了患者及其家庭的自助能力和最大潜能的发挥，逐步形成了严重的依赖状态。另一方面，以职业医师为主导的医疗卫生服务系统自身"设计"或"想象"的需求与患者及其亲属、社区需求在很多方面仍存在巨大差异。这种状况需要改变。这种服务依然是以疾病治疗为取向，而没有做到真正的"以人为本"，患者及其家属没有参与到治疗计划的制订过程中去，并不清楚自己该做什么、能做什么和怎么去做。在这种模式下，居家照料通常不会成为中低收入家庭和无法应对疾病带来心理压力家庭的首选。这些家庭更多地愿意把患者送到机构中长期照料。自助精神不是天生就有，也不可能靠别人给予，而是可以通过我们的工作来培植，通过帮助患者及其家庭学习有关知识，培育和发展技能，增强他们对自身已经拥有的知识和技能的自信，鼓励他们去发现问题和找到解决方案以促进康复、提升自身的生活质量。

7.4.5.2　家庭抗逆力理论对培植自助精神的启示

"抗逆力"（resilience）一词来源于物理学和数学，最初用于描述一种物质或系统变形后恢复平衡状态的能力。心理学引入这个概念，用以描述生活在高危环境中的儿童和青少年乃至成人具有良好的适应性和抗压能力。抗逆力用于社会，即社会抗逆力，强调面临困难、压力和逆境下的成功适应能力。社会抗逆力是指整个社会机体抵御风险、最大限度降低风险损失以及修复风险损害的能力。[①] 家庭抗逆力是社会抗逆力的组成部分，是指"以家庭为单位的一种应对与适应性的过程"[②]。家庭抗逆力的表现，其一是能够灵活应对外部环境变化，及时调适家庭经济活动、消费模式、生活模式；其二是具有及时化解由风险引起的家庭成员间紧张关系的能力，具有增进家庭成员凝聚力的文化手段，对于风险带来的冲击持开放乐观态度。在操作上，Froma Waish 提出，家庭抗逆力的关键有 3 点：第一，家庭信念系统，指为逆境制造意义，要有正面面对逆境和乐观的精神；第二，组织模式，是指家庭注重汲取社会的和经济的资源，家庭组织可以有一定的弹性；第三，沟通过程，指家庭成员要注意沟通和开放的情绪表达，大家合作解决问题。[③]

家庭抗逆力理论用于精神卫生服务领域，可以作为提升患者及其家庭自助精神和自助能力的理论向导。在操作上，我们可以借鉴

[①] 张秀兰等：《社会抗逆力：风险管理理论的新思考》，《中国应急管理》2013 年第 3 期。

[②] ［美］费洛玛·沃希：《家庭抗逆力》，朱眉华译，华东理工大学出版社 2010 年版，第 17 页。

[③] 同上书，第 27 页。

培植家庭抗逆力的方法，在如下方面帮助精神障碍患者及其家庭：（1）鼓励他们面对疾患，振作精神，积极治疗、康复；（2）争取政策资源、挖掘家庭资源以回应疾病的挑战；（3）提醒家庭成员之间多交流，多沟通，增进家庭的凝聚力。

居家照料和康复是精神卫生服务的发展方向。我们要努力增强患者的家庭抗逆力，提升他们主动获取政策资源的能力，增进他们对精神卫生知识的了解，努力提高居家照料的稳定性。

第8章　精神障碍患者的机构照料

机构照料型主要是指精神障碍患者从发病以后到笔者调研的时间点之前，其治疗方式以住院治疗或休养为主，门诊治疗或居家生活为辅，长期或周期性生活在机构环境中。选择机构照料模式的精神障碍患者住院治疗的次数较多，停留在机构中的周期长。这类患者在疾病发生后，主要生活在封闭式的机构中，较少会回到家中短暂停留。

机构照料型有两种常见的分类：一种是长期机构照料，即精神障碍患者长期住院治疗，即使病情已经稳定，甚至临床痊愈了，仍然生活在机构环境中；另一种是周期性机构照料，即精神障碍患者多次在机构和居家环境两者之间转换，但仍主要以机构照料为主。在一个周期内，患者病情稳定后或由于其他因素被家属接回家居住一段时间，又因病情发作或无人照料再回到机构中治疗或休养。

8.1　我国精神卫生机构数量快速增长

目前，机构照料仍然是我国精神卫生服务的主要模式。

1949 年中华人民共和国成立后，我国的精神卫生服务经历了从快速发展到停滞再到恢复性增长直至快速增长的 4 个阶段。

第一阶段：1949—1961 年。1958 年，我国第一次精神病防治会议在南京召开后，精神病院数量由 1949 年的 9 家快速增长到了 1961 年的 139 家，床位数也由 1142 张床位增加到了 2.2 万张。

第二阶段：1962—1965 年。"文革"初期，我国精神卫生工作受到极大冲击，精神病院数量急剧下降到 1965 年的 76 家，然后缓慢恢复。

第三阶段：（分期是否合理，此阶段与前阶段有 10 多年空档期）1978—1978 年改革开放初期。精神病院为 219 家，精神科床位数为 4.2 万张。

第四个阶段：是改革开放以后。精神专科医疗机构的数量快速增多，至 2012 年，中国精神病院增加到 728 所，床位增加到 246392 张。[1]

图 11 显示了重庆市精神病院近十年来的患者收治数量变化趋势，可以发现入住该院的精神障碍患者人数从 2004 年的 267 人增加到 2014 年的 897 人，增长 3.36 倍。同期常年住院患者人数增加 1 倍多，达到历史新高 750 人。这从侧面反映了精神卫生服务需求的强烈。

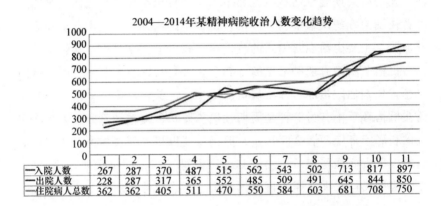

图 11　重庆市精神病院的精神障碍患者的数量变化趋势

8.2　长期机构照料模式不利于
患者社会功能的修复

长期机构照料模式重在患者管理。值得注意的是，当前精神卫生服务方式的主流仍然以住院治疗为主，主要依靠住院管理服务精神障

---

① 国家卫生和计划生育委员会：《2013 中国卫生和计划生育统计年鉴》，中国协和医科大学出版社 2013 年版，第 28，97 页。

碍患者。当前的精神卫生服务机构提供的服务远远未能满足精神障碍患者的卫生服务需求和质量要求。受设施简陋、专业人员不足等多种原因影响，相当数量的精神卫生机构当前的服务功能主要还停留在以满足日常的生活护理和安全看护为主，治疗用药物还停留在副作用大、功能损害严重的一代抗精神病药物，还没有开展职业康复、生活技能及社会适应能力训练等项目的意识和条件。由于精神障碍患者数量在持续增加，全国多数精神专科医疗机构的床位利用率居高不下。这也意味着精神障碍患者长期滞留在机构内。

下面是一个精神卫生医院的日常景象：

患者超额，拥挤不堪。走进病区，可以看到除了病房里摆满不锈钢病床，数十平方米的活动室甚至过道都摆着病床。出于安全考虑，病房和洗澡间都未安装门板。原本只能容纳60张床的空间，收治了近100名患者；每到晚上，由于病员数量过多，很多病员只能在过道、餐厅等地方睡觉；有些情况下，部分患者还可能没有固定的床位，只能等晚上临时找床睡觉。

超员造成生活质量下降。入院之后，衣服会被集中保管，多数情况下已经分不清谁是谁的衣服了，各种各样的衣服被混穿。时常会看见患者的衣服穿得不合身也不合时宜。就餐时间，会看见患者排着长队，等待工作人员逐个分发饭菜，因为排队时间过长，在冬季，分到的饭菜有可能已经凉了。

卫生管理难度大。据笔者观察，可以看见病房、走廊、楼梯和操场满地的烟头和垃圾。保洁人员刚做完清洁后不久，很快又垃圾遍地。长期住院的患者吸烟率很高，绝对禁烟很难做到。病区一般是采取控制数量的办法，同时管理打火机等火源也十分必要。

病员精神倦怠，不爱活动。上、下午各有一次大约1个小时的户外活动时间。如果认为患者会争先恐后参与户外活动，那就错了。因为疾病的影响和药物的作用，很多患者不愿意活动，多数患者长时间躺在床上或待在室内。所以每到户外活动时间，工作人员都会要求患者必须到操场去活动。

技术人员短缺，服务底线原则。在这样的环境中，患者的隐私和自尊等在日复一日中被侵蚀。安全是第一位，但由于缺少足够的精神卫生专业技术人员，工作人员得时刻保持警惕，很少会有与患者互动的场景。当患者出现漫无目的地来回走动、睡在地板上、躺在靠椅上、吸烟、打牌或者神情茫然地看着电视等情况，工作人员精力必须保持高度集中。这时，工作人员只能遵循底线原则，以保证安全为第一要务，基本无暇与病员互动。

8.3　一个长期机构照料患者的生命历程

案例赖××，男，生于1959年。家有父母双亲、一个姐姐和一个妹妹，他是家中的独子。患者7岁上学，成绩较好；初中因贪玩，成绩下降；经历"文革"，高中未毕业，在校期间与同学、老师关系一般；离开学校后，患者在其父母单位某建筑公司打杂工，与领导关系很差；5年后辞职在社会上游荡，先后应聘了几个职位，都是工作时间较短就被解雇。一直未婚，嗜好饮酒，有半斤酒量。

2000年3月底，患者41岁时，他在外醉酒回到家后语言混乱，说有人要害他，有人要杀死他，还说有个黑球进入了自己脑子里，必须从窗户上跳下去，才能将黑球从脑子里清除，于是就要跳楼。这时，他被母亲及时制止。之后，患者又说头疼剧烈。第二天患者就跑到当地派出所避难，寻求保护。还多次打110报警说自己被坏人包围，坏人要杀死他。患者有时候诉说自己全身发痒，好像有千千万万只虱子在身上爬，又说有许多金属碎片在胸膛里，胸口疼痛。

患者被其母亲送至××精神病院门诊，诊断为精神分裂症，需住院治疗。患者趁家人不备偷跑，在外流浪了两天后主动到派出所求助并告诉工作人员家庭电话号码，家人去接人的时候患者又偷偷跑了。1天后患者在外饥寒交迫，自己打电话让母亲接回家。之后，患者要求到北京走亲戚，其母亲给了1000元钱让他自己坐火车去北京，中途患者几次上下车，辗转4天终于到达亲戚家，亲戚发现患者行为异常，就带他到同仁堂医院去检查治疗并服药，症状有所缓解。

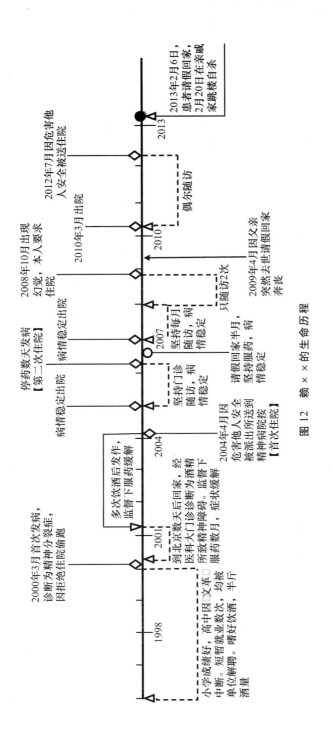

图 12　赖××的生命历程

20天后患者回到重庆，并被其母亲带到某医科门诊检查，诊断为酒精所致精神障碍并给予抗精神病药物治疗。在患者母亲的照料和监督下，患者坚持服药治疗数月，病情逐渐稳定。

但是，患者有时候会偷偷停药并饮酒。2001年10月，患者在一次饮酒后，又出现乱喊乱叫，时哭时笑，时而唱歌、头疼，听见许多人的声音在说要整他、害他。在其母督促下服药几天后症状缓解。后自行减药，并偷偷饮酒，每次饮酒后都有发作，服药几天后缓解。

2004年4月27日，患者开始不吃饭、每天只喝糖开水，并自行停药。自述他不能吃饭，否则会得肠梗阻。患者除了在家大喊大叫外，还四处游走，并在农贸市场买了把菜刀。患者在回家途中看到邻居从门前走过，冲出去就用刀砍，当即被街道和派出所工作人员制止，并捆绑送入精神病院住院治疗。患者经过规范治疗后，幻觉和被害妄想等精神症状得到了极大改善，病情逐渐好转。

2004年7月，街道从保护社区居民群众的安全角度考虑，主动将患者由自费病人转为公费病人，即患者家属可以不用负担住院费用，前提是患者出院必须经过街道同意。

经过近8个月的治疗后，患者病情稳定，于2004年12月28日出院。出院时，医生叮嘱患者坚持服药，并定期到门诊随访，并根据病情增减药物。患者出院后，在其母亲陪同下，坚持门诊随访，精神症状控制较好，病情一直保持稳定。直到2006年4月14日，患者因没有坚持服药，再次出现幻觉被家属送诊住院近8个月后于2006年12月29日病情好转出院。住院期间，患者父母除常来院探望外，还会在患者病情稳定情况下，接患者回家小住。

患者住院后至2008年1月的一年内坚持每月1次定期随访，还参加了街道组织的免费电脑培训班学习。但是，在2008年元旦后，患者到医院门诊随访的间隔时间延长到半年1次。2008年10月16日，患者因出现幻听，说经常出现有人在和他说话，心烦不安，自行要求到精神病院住院治疗。

患者第三次入院后，病情开始反复波动，被害妄想症状一直没有消除。住院期间表现懒散，不爱参加任何活动，沉默寡言。特别是患者父亲在 2009 年 4 月突然去世后，患者的精神症状控制一直较差。之后患者几次想出院，均因被害妄想症状明显、病情不稳定而未获准出院。2010 年 3 月，患者精神症状得到一定程度缓解后出院。

患者出院后，经常到父亲墓地祭奠。这反映了他与父亲感情至深。在他出院后的两年半时间中，偶尔在其母亲陪同下到门诊随访，病情一直不稳定。患者虽然有一个姐姐和一个妹妹，但是，患者主要是由他父母照料。患者父亲逝世后，患者的母亲身体状况每况愈下，且近 80 岁。其间，患者没有按时服药，其母亲也没有太多能力照顾患者。

2012 年 7 月 13 日，患者因饮酒后拿刀威胁路人，由 110 及其母亲送入院。这是患者第四次住院，与前几次有了明显的不同。患者的精神症状出现多次反复，难以得到很好地控制并逐渐加重。其间患者母亲很少来院探视，主治医师想就治疗方案与她沟通，也多次出现联系不上的情况。

2013 年 2 月 6 日，患者母亲叙述一个亲戚去世，来院要求接患者回家奔丧并过春节。在被告知患者病情不稳定、不宜出院的情况下，患者母亲坚持办理了出院手续。

2013 年 2 月 20 日，患者在亲属家跳楼自杀。

8.4　赖××生命历程解析

8.4.1　父母宠爱与有缺陷的社会化

社会化是由自然个体到社会个体的转变过程，每个个体必须经过社会化才能使外在于自己的社会行为规范、准则内化为自己的行为标准。社会化涉及两个方面：一是社会对个体进行教化的过程；二是与其他社会成员互动，成为合格的社会成员的过程。家庭是人童年生活的首属群体，是儿童进行社会化的第一个基本单位。它对一个儿童个性的形成、特定心理品质的培养以及调节行为方式等方面都起着十分重要的作用。童年期是社会化的关键时期，家庭中的亲子关系，家长的言传身教，对儿童的语言、情感、角色、经验、知识、技能与规范方面的习得均起潜移默化的作用。

赖××共有兄弟姐妹3人，他上有姐姐，下有妹妹，自己是家中的独子。独子的地位很容易受到父母的宠爱，而过度的宠爱又容易导致孩子自我中心、任性、不善与人交往的缺点。我们从他总是因为和领导搞不好关系而频频更换工作单位来看，他不能很好地与人相处。这表明他的社会化过程是有缺陷的。

8.4.2　职场失败导致社会地位边缘化

赖××的第一份工作是顶替父母，在父母原来的单位工作。照说，本单位职工的子弟上班，单位会给予特别的关照，而由于自身的个性缺陷，导致赖××没能在父母原单位待下去。不难想象，在这样有关照的单位都干不下去，到其他单位就更难适应。这样，赖××在数度频繁更换工作、在哪里都待不长之后，终于处于失业状态。失业状态使他处于社会边缘。

8.4.3　社会边缘地位导致被动单身

一个无工作、无收入的男子，在中国是很难找到妻子的。赖××无工作、无收入的社会边缘地位，使得他一直被动单身，不能成家，只能和父母生活在一起。诸如入学、毕业、就业、结婚、生育、退休等生活事件都应当发生在人生历程的恰当时间，而当精神障碍患者的生命历程的某一个阶段偏离或者缺失了这样一个次序的社会时间表安排的时候，就可能对其当前生命状态和以后的生命历程产生一系列严重后果。长期封闭的生活环境，患者对自身状况的体验和评价基本都是负面的，他们感受到的是没有前景和生命终点的临近。

8.4.4　心情郁闷导致嗜酒、发病

赖××没有工作、没有娶妻，这种工作、生活的双重失败，无疑使他每天沉浸于负面情绪之中。赖××借酒浇愁，而不幸的是，嗜酒直接导致其精神病的发作。

当赖××反复住院多次后，他的家人渐渐失去信心，觉得住院效

果不明显。患者本人情绪持续低落，长期的封闭式生活状态让他觉得
与这个世界已经隔离，他渴望回到外部世界，而社会环境又难以接纳
他。如前所述，多数精神障碍患者即使居家生活，也基本上是在家庭
范围内的狭小空间活动，他们的社会交流也局限在和家人的很少互动
上。在患者父亲去世后，赖××更加觉得失落和绝望，加上不忍心让
他高龄母亲再为他操心，他最后选择了"特殊的方式"结束了自己
的生命。笔者了解的精神病院中，每年都有精神障碍患者试图自杀的
案例发生。

8.5　家属积极促使赖××早期求诊和住院

在赖××患病的早期，他的父母对他的诊治、康复怀有强烈的愿
望，采取了积极的措施。精神障碍患者到精神卫生机构求诊的途径是
由一系列复杂的因素决定的。精神疾病的症状特点、对疾病的认识、
疾病对社会和家庭功能的影响、可选的治疗手段以及重要家庭成员的
反应等，都是影响精神疾病诊治的关键因素。上述案例显示，疾病对
社会的影响以及患者家属对疾病知识的了解和对待疾病的态度直接影
响着患者的早期求诊行为。在 2000 年年初患者首次发病的时候，患
者精神症状严重威胁着自身及他人的安全，患者母亲及时将患者送诊
的行为是积极的。但是，因为患者家属对精神疾病的知识了解不多，
还没有对精神疾病的严重程度有足够的重视，因此当患者提出要一个
人去北京的时候，患者母亲没有阻拦。

由于家属对患者患病十分重视，对治愈疾病也充满信心。当患者
从北京回来后，虽然表面症状有了很大程度缓解，患者母亲还是不放
心，再次将患者送到医科大求诊，采取了诊断和治疗的措施，经规范
的抗精神病药物治疗，患者的精神症状得到很好控制。

与家属紧密联系的社会网络影响着家属对疾病的再认识过程。如
果患者及其家庭的社会联系网络中有足够的资源可以给予合理化的建
议、鼓励和支持，那将有助于家庭成员对精神疾病有正确的认识。在
赖××到北京去亲戚家玩耍的事件中，患者亲戚及时将他送到同仁堂

医院去诊治，并将信息反馈给患者父母，促使患者父母及时将患者送到医科大求诊并规范治疗。

家庭成员的态度可以影响患者的康复。精神疾病发作后，患者的病理行为可能会给社区群众带来困扰甚至安全威胁，家属面临照料患者和邻里的抱怨、白眼甚至指责。有的家属就可能觉得伤面子而采取放弃的态度，更有家属把家庭的不幸和困难都归因于精神障碍患者，把患者作为家门不幸的替罪羊而抱怨、虐待甚至遗弃患者。赖××的母亲在患者前两次住院期间，多次到医院去探视并定期接患者回家与家人团聚，这使病人感受到家庭的温暖和支持，给予患者极大的鼓励，使得患者顺利康复。患者出院后在家休养期间，患者母亲能做到定期带患者到医院门诊随访，并监督患者按时服药，确保患者精神症状得到良好的控制，生活状况在一段时间内保持稳定，还一度参加社区兴趣培训班。

8.6 家庭照料资源逐渐枯竭：赖××疾患恶化的直接导因

精神疾病消耗着家庭的照料资源和经济资源，并影响患者康复。

精神疾病改变着精神障碍患者的生命轨迹，也影响着精神障碍患者家庭的正常发展历程。由于精神疾病多发病于青年期，按照生命周期的正常轨迹，青年期应该是学业完成、事业起点、组建家庭的时期，生命在这个阶段也是有梦想和美好未来的时期。然而，多数精神障碍患者此阶段的生存状态和生命体验出现重大转折。他们不但不能生活自立，而且还要持续消耗家庭成员，通常是父母的资源。患者父母在经济社会快速发展的情形下，无法正常发展家庭经济，家庭经济状况、住房等条件不但无法改善，而且往往每况愈下。不少早已成年的精神障碍患者由于没有工作和生活来源，他们的父母不仅难以得到患病子女的赡养和精神支撑，还要用自己的退休工资或养老金扶养和支持患者，甚至还有年迈的父母去打工挣钱支持患者。

赖××在 41 岁患病，其父母当年已经是 60 多岁的老人。在他患病的 13 年时间里，他的父母不仅要照顾他的生活，还要带他四处求医并监督他按时服药。患者精神症状的变化也与他父母的照料能力变化密切相关。在患病初期，患者父母的体力和精力相对较好，仍有能力照料他。随着父母年龄的增长，尤其是父亲去世后，患者母亲的照料能力大幅下降。

我们看到，赖××在 2007 年住院后至 2008 年 1 月的一年内，可以做到坚持每月 1 次定期随访，还参加了街道组织的免费电脑培训班学习。但是，在 2008 年元旦后，患者到医院门诊随访的间隔时间延长到半年 1 次。是什么原因使得他在 2008 年元旦后不能做到先前的每月 1 次的定期随访呢？请注意，他的父亲是 2009 年 4 月去世的。2008 年元月距离其父亲去世有一年多时间。不难想见，这时，他的父母年届 80 岁高龄，身体渐渐衰弱，父亲尤甚。此时，父母已经没有精力给予他应有的照料，也即家庭的照料资源渐渐衰竭了。当家庭资源消耗殆尽，而赖××的自我康复能力仍未养成，于是他的病情出现了很大反复。由于患者在居家生活的过程中没有很好地控制自己的饮酒行为，也没有坚持门诊随访和服药，精神疾病症状越来越顽固和难以控制。

8.7　进一步的思考：社区精神卫生服务的缺位

8.7.1　父母照料型的风险

赖××的案例显示出精神障碍患者的父母照料型存在极大的照料空白期风险。赖××的案例具有很大的代表性。本研究数据表明，有 50.39% 的患者是没有配偶的，这些患者稳定的监护人更大可能是其父母，而当其父母身体进入衰老阶段、照顾资源逐渐枯竭时，一般患者还处于中年。在这个家庭照料空白期，如果社区服务没有及时予以弥补，后果就不堪设想。

8.7.2　赖××的案例尖锐地提出了精神卫生服务社区建设的问题

按照新的精神卫生服务模式的要求，社区精神卫生服务是一个重要的服务平台。首先，这对于精神障碍患者的康复、回归社会至关重要。多数精神障碍患者更喜欢和愿意生活在社区，在社区中他们有归属感，他们感到自己是社会上的一分子，属于这个社会。当前最主要的问题是社区精神卫生服务的满意度还很低，服务的可及性远远不能满足患者的服务需求。一方面，精神障碍患者难以被社会所接纳，这些病人经常被排斥在正常人群之外。同时，社交技能未能得到很好地恢复，限制了患者真正重返社会的机能和能力。另外，尤其是传统的住院管理模式，导致病人对住院的依赖更加明显，使他们的退缩行为随住院时间的延长而逐渐加重。

其次，当家庭照料资源出现短缺甚至枯竭时，社区应当及时伸出援手。遗憾的是，在赖××的案例中，社区的帮助是在他有暴力倾向时，为他办理了公费医疗的手续，以便他可以住进医院。此外，我们没有看到社区的支持，特别是当他的父母进入高龄时，没有看到社区伸出援手。

8.7.3　社区精神卫生服务

任何社会中，可用的医疗服务资源和专业工作队伍是决定疾病治疗结果的重要因素。精神卫生服务的基本任务是提供有效的精神卫生干预措施。寻求有效的精神卫生服务方式，重构以患者为中心的政策服务体系，解决精神障碍患者面临的困境是精神卫生服务的主要内容。

社区精神卫生服务资源的缺乏和政策的不完善、不合理在极大程度上限制了精神障碍患者的疾病诊疗和社会康复。尤其是大量的初级保健医生没有接受专门的精神卫生训练，无法识别大部分精神障碍。由于种种原因，精神疾病患者难以在初级医疗机构得到及时、充分和专业的治疗。

一方面，很多社区居民，甚至一些工作人员都认为只要将病人送进医院就一次性解决问题了。许多人认为，精神障碍患者被安置得越远越好，最好是人烟稀少的地方，在他们眼里的世界就安全和太平了。因为赖××精神疾病发作的时候，会引起社区群众的不安，所以街道出面将患者送到医院治疗，并明确提出患者出院必须经过街道同意。

另一方面，社区精神卫生资源匮乏阻断了精神障碍患者的社会回归之路。在所有的访谈中，患者及其家庭难以在社区找到有效的精神卫生服务资源。即使是设置了社区精神卫生防治人员，也存在人员配置不到位、兼职多专职少、人员稳定性差和变动频繁、专业知识培训不够等问题。

目前的社区精神康复设计是以精神卫生机构为中心的模式，即由精神专科机构去指导社区的精神卫生服务。这种模式极大地依托了机构照料服务，没有将预防性服务作为重点，更没有发展性的精神卫生服务设计了。

社区精神卫生服务的改善、提升分为针对患者和家庭中其他成员两个方面：

（1）针对患者：药物的依从性和精神状况；协助病人进行日常生活技能的支持性咨询服务；帮助患者恢复烹调、清洁等日常生活技能；帮助患者学习心理健康如关于所患疾病的知识，识别紧张性刺激，预防疾病的复发；训练和评估患者的能力，促使他们获得力所能及的职业技能训练并能够参加工作；为患者提供能促进其社会技能的发展，给予其必要的训练如沟通技能等。

（2）针对家庭成员：对患者家庭成员、主要照料者开展的家庭治疗；对患者及其家属提供必要的政策咨询和建议，需要提供识别恶化的训练，如患者可能伤害自己的行为如自杀、自我伤害；出现伤害他人的危险，如对家庭、朋友、社区群众的暴力行为，在社区内引起潜在的威胁或者是引起不幸后果，由于妄想性的信念引发在社区中所做出的可能伤害社区中其他人或病人自己的高度倾向性等。

让人欣喜的是依托于基层精神卫生服务机构的针对贫困精神病人的资助服药项目效果明显。所有案例中有 34 例享受到残联的资助服药项目，占总例数的 26.15%。该项目极大地减轻了这些患者的服药负担。

第9章　政策思考

如果不能采取有效措施，在预期的未来数年，精神卫生形势将更加严峻。抗精神病药物的发现和使用使完全控制和消除精神症状成为可能，传统生物医学模式下的"根治"疾病的观念已经成为历史，以至于与躯体疾病相比较，患有精神障碍的个体并不更加可怕。作为一种伴生性疾病，精神疾病将和高血压、糖尿病等其他难以治愈的疾病一样，伴随多数患者一生。然而，公众对于精神疾病的错误认知、政策制定者对精神卫生服务需求的漠视、社区精神卫生服务的缺位等问题构筑起精神障碍患者回归社会藩篱。打破这些藩篱不是轻而易举的任务，需要大力推广社会医学理念，逐步构建整合型的精神卫生服务体系，同时，也要解决当前困扰精神障碍患者及其家庭的现实问题。

9.1　改善精神卫生服务的近期目标

精神卫生服务应当着力清除制约社区精神卫生发展、阻碍患者回归家庭和社会的观念性、体制性和机制性障碍。应当通过政策的调整达成以下一些目标。

（1）社区精神卫生事业得到快速发展，精神卫生服务的可及性提高。一是控制精神专科医院的床位规模，扩大在综合医院设置精神专科范围；二是大力培养社区精神卫生专业人员，鼓励医学毕业生从事社区精神卫生工作；三是通过财政投入和社会投资相结合的方式大力建立社区精神卫生服务机构；四是加大对社区精神卫生服务的保障力度，建立社区精神卫生服务机构的补贴制度。

（2）切实减轻患者及其家庭的负担，促进患者居家生活照料。一是改变现有医疗保险报销方式，扩大精神疾病门诊报销范围，提高门诊报销额度；二是将社区日间照料、社区巡诊、服药指导、病情监测等社区精神卫生防治项目纳入医疗保险范围；三是逐步推行精神病药物的免费服用项目，有效控制精神症状并切实减轻患者负担。

（3）强化家庭的支持功能，夯实家庭照料基础。完善精神障碍患者的监护人制度，落实主要照料人。稳定、丰富的照料人资源是确保患者能够得到充分照料的前提，也是患者能否顺利回归的基础。

（4）加大家庭经济能力建设，实现患者可持续的稳定居家照料。对精神障碍患者就业及创业给予大力扶持。对经济困难的主要照料人，也应当采取税费减免、落实就业、创业支持等措施。

9.2　长远目标：构建整合型精神卫生社会服务模式

无论是从历史还是现实的维度，抑或疾病和健康被重新定义的过程都表明，精神卫生问题不仅仅是一个医学问题，更是一个社会问题。但是，数十年来，尽管精神疾病的治疗手段并没有取得突破性的进展，精神症状的控制和改善依然是医学干预的核心目标。特别是临床医学的发展以及分子生物学等基础学科的巨大成就更加增强了人们寻找精神疾病的生物学证据的信心。人们坚信，和人类攻克其他疾病一样，精神疾病的病因、病理及特效治疗方法终究会被发现。"单病单因、细胞治疗"生物医学基础支撑起来的卫生服务体系似乎越来越坚不可摧，症状控制、危险管理始终是社会公众最关切的问题，是精神卫生服务提供者的关键任务，是政策制定者的问题导向目标。

然而，前述的研究发现，宏观层面的收入保障、医疗保障和卫生服务政策存在政策导向偏差、政策措施乏力、问题精准度不够、政策效率不高等问题，中观层面的社区精神卫生服务系统缺失、人力资源匮乏、服务项目不足、保障机制不完善等原因阻碍了患者的社区回归路径，微观层面的患者家庭还存在资源分配不合理、资源利用和保护不平衡、支持功能不完善、监护制度不完善等问题，使得精神障碍患者全面康复基础不牢固。因此，在中国经济社会快速发展的时代背景下，面对精神疾病患者持续增多、精神卫生服务需求呈爆发式增长的态势，传统生物医学向生物—心理—社会医学的模式转型应当加快步伐，应当彻底变革基于生物医学模式的以精神病院住院治疗为主的照料模式，加强社区精神卫生服务体系建设，强化家庭资源的开发和保护，更好地满足精神障碍患者的需求，实现患者的全面康复和社会回归。

生物—心理—社会医学模式将逐渐取代生物医学模式已经成为共识。精神卫生服务也不等同于对精神疾病的生物治疗和生理功能恢复。因此，笔者将在分析现有的医学干预型的精神卫生服务模式基础上提出整合型精神卫生服务模式的设想及相关的政策建议。

9.2.1 医学干预型精神卫生服务模式创新与不足

受传统生物—医学模式的深刻影响，当前的精神卫生服务内容重点依然在生存需求和疾病诊疗需求两个层面。对精神障碍患者的基本生存需求满足，主要体现在为精神障碍患者提供基本的日常生活照料和住所安排。而疾病诊疗的重点任务目标是控制精神障碍患者的精神症状，因为只有控制了患者的紊乱行为，才不会给社会和公众带来危害。谢斌教授提出的"金字塔式精神卫生服务模型"体现了精神医学专家从医学干预的角度对精神卫生服务模式的思考，具有一定的代表性（图13）。

谢斌教授提出，理想的精神卫生服务体系架构应当和慢性病卫生服务体系类似，是一个正三角形的架构。这个金字塔式的模型勾勒出疾病早期预防、早期干预和重症转诊的疾病诊疗路径，该模型坚持了基本医疗卫生服务系统的三级诊疗路径，即强调初级卫生服务机构的基础性地位和作用，突出了卫生服务的可及性。这与当前的医疗保障制度设计理念是一致的，即鼓励患者就近寻求基本医疗服务的原则。该模型的创新之处主要体现在两个方面：

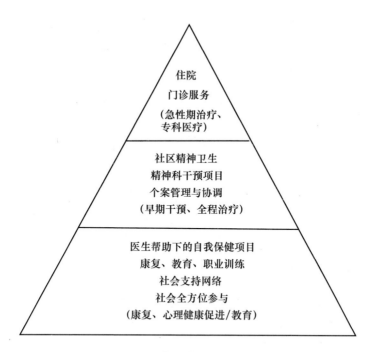

图 13　金字塔式精神卫生服务模型

（1）坚持预防为主、防治结合的精神卫生服务原则。由于精神疾病发生、发展和转归的特殊性，强化早期预防措施始终是精神卫生服务的重要内容。应当采取有力措施大力开展心理健康促进和教育活动。

（2）提出精神卫生服务向基层和社区拓展的思路。有效的精神卫生服务系统必须重视基层精神卫生服务体系建设。精神专科的人力、物力资源也应当向基层倾斜。该模式设计了医生帮助下的自我保健、精神科干预以及社区精神卫生服务项目，将精神卫生服务前移到基层和社区，有助于对精神障碍患者的早期干预。

然而，这种"理想"的精神卫生服务体系并不理想。

（1）精神疾病不仅仅是生物学的概念，更是一个社会学的概念。该模型忽视了患者获取精神卫生服务的行为受多种社会因素的限制。社会学家认为，任何健康问题的处理都是由家庭、社区、卫生服务系统以及社会服务机构所构成的社会网络共同构建的一个动态的、交互作用的社会过程。由于个体处于特定的社会背景和人际网络中，患者进入精神卫生服务系统受着多种复杂因素的影响，包括人口学特征、医疗系统特点和环境因素等决定患者寻求精神卫生服务的主要因素。

（2）忽视了我国精神卫生服务资源分布不合理的现状。在任何社会中，可用的医疗服务资源和专业工作队伍是决定求诊行为的重要因素。医疗卫生资源的缺乏和政策的不完善、不合理将在很大程度上限制患者寻求帮助的行为。我国精神卫生服务资源高度集中在精神卫生专科机构。马宁等的研究表明，截至 2010 年年底，全国共有 1650 家精神卫生机构，开放精神科床位总数 228100 张，主要分布在精神病专科医院中，占总床位数的 86.4%。因此，绝大多数的精神卫生专业服务人员集中在各个精神卫生专科机构中，而多数社区卫生服务中心甚至区县级医疗卫生服务机构的精神卫生专业人员配置是严重不足的。精神卫生服务提供者的素质和能力也决定了患者能否及时得到帮助。而大量的初级保健医生没有接受专门的精神卫生训练，无法识别大部分精神障碍。如果将精神障碍患者阻挡在基层或社区诊疗机构之外，许多精神障碍患者难以得到及时、充分和专业的治疗。

（3）忽视了政策资源和家庭资源对精神障碍患者及其家庭的影响。该模式局限于将卫生服务的使用看作患者的个体行为，重点关注了包括临床诊断和症状等疾病本身对患者的影响。但是，仅仅是诊断类型和症状的严重程度并不能完全决定患者会在何时、何地获得何种帮助。社会因素，尤其是社会隔离，可能对患者能否获得精神卫生服务有着至关重要的影响。

（4）忽视了精神疾病的早期诊断和治疗的关键作用，流程设计不合理。由于精神疾病主要影响人的思维、情感和意志行为活动，其表现有别于躯体疾病。某些患者的异常行为表现如伤人毁物等，更易使人们对患者产生强烈的偏见和歧视，这使得存在患者及其家属不敢公开就诊甚至干脆不去就诊。由于讳疾忌医广泛存在于精神病领域，放弃治疗精神疾病的情况并不罕见。一方面，病情严重的患者耽误了治疗的最佳时期，研究表明，某些重性精神疾病如精神分裂症等的最佳治疗时期是在初次起病的 6 个月以内；另一方面，一些病情较轻的精神疾病患者辗转于各综合性医院之间，不仅浪费医疗资源，给患者自身也带来经济和精神上的沉重负担，且贻误治疗，甚至发展成为慢性严重精神疾病。因此，精神卫生服务应当高度重视精神卫生专科机构的早期发现、早期诊断和早期干预作用，避免错过最佳的治疗时机。

有效的精神卫生服务模式应当对精神障碍患者的服务需求有充分的评估。从前述医学专家绘制的理想的精神卫生服务模型可以发现，疾病诊治只是精神卫生服务内容的一部分，还应当针对精神障碍患者及其家庭成员开展以需求为导向的心理援助、生计发展、困难帮扶、社会参与、社区融合等服务，才能够实现患者的全面康复。

9.2.2 整合型精神卫生社会服务模式的构建

整合型的精神卫生服务模式理论基础发源于生态系统理论的系统照料理论。在这个理论框架中，强调了不仅关注个人因素，也关注患者及其家庭的外部影响因素；既注意人及其物质环境、社会环境之间的技能协调，也将患者看做与环境所有因素相互作用并不断适应环境和不断发展的个体。个体不再仅仅是对环境的被动反应者，而是动态的、相互作用的系统中的因素之一。

本书前面论述的精神障碍患者的"照料方式"，与这里所说的"精神卫生社会服务模式"有什么不同呢？

照料方式是实践中自然而然形成的，而社会服务模式则是建立在一定的理念基础之上的。模式（Pattern）是事物的标准样式，是解决某一类问题的方法论，也是一种认识论意义上的确定的思维方式。把解决某类问题的方法总结归纳到理论高度就是模式。模式标志了物件之间隐藏的规律关系。① 一言以蔽之，模式是理性化的产物。本书提出的"精神卫生社会服务模式"，是基于对精神障碍患者进行卫生服

---

① 首次将模式概念化的是美国著名建筑师和建筑理论研究者 Christopher Alexander。他创立的"模式语言"理论不仅在建筑设计方法论研究上具有划时代的意义，也对学术界有广泛的影响。在他 1966 年发表的《街道模式》中。"模式"的概念被清晰地提出。他对模式作了如下定义："模式是某外在环境（Context）下，对特定问题的惯用解决之道（Solution）。"他认为，每个模式都描述了一个在我们的环境中不断出现的问题，然后描述了该问题的解决方案的核心。参见卢健松、刘沛、吴彤：《Christopher Alexander 的"模式语言"及其在计算机领域的影响》，《自然辩证法研究》2012 年第 11 期。

务的最新理念，批判地吸取谢斌教授提出的"金字塔式精神卫生服务模型"的合理内涵，依据《精神卫生法》的有关规定，以发源于生态系统理论的"系统照料理论"为理论工具而构建的。而且，在构建此模式时，还充分考虑到它的可操作性。

整合型的服务不仅仅是一种方法，更应当成为一种服务理念的传递。这种理念应当高度重视服务对象、家庭及社区的重要作用，重视挖掘患者、家庭及社区各方的潜能，应当将服务对象所需要的、必要的服务整合成为一个相互协调的网络；而社会服务模式，则是在某种理念的指引下，基于一定理论而建构起来的一种具有较高理性化水平的实践方式。

如图14所示，整合型精神卫生社会服务模式是以精神障碍患者及其家庭为核心，充分整合卫生政策、收入保障政策、家庭资源和社区服务等资源力量，通过患者、社区、机构一体化精神卫生服务路径，加强社区精神卫生知识宣讲，早期干预精神心理和行为问题，倡导社区接纳和融入，开展精神卫生社会工作服务，实现精神障碍患者症状的控制、精神状况的改善和生活质量的提升。这个系统的核心理念包括了伙伴关系建立、潜能充分挖掘以及家庭核心作用等三方面。这需要精心组织和充分整合政府、社区和相关专业服务机构的服务和资源，以"并联"而不是"串联"的方式组成一个相互连接、双向流动的服务网络。现分述如下。

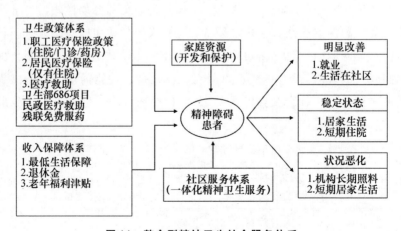

图 14　整合型精神卫生社会服务体系

9.2.2.1 精神卫生政策体系是改善精神卫生服务可及性、改善患者精神状况、恢复患者社会功能，使其回归正常工作和生活的基础

《精神卫生法》的颁布和实施，为规范精神卫生服务、保护精神障碍患者的权益、促进精神卫生事业的发展提供了法律依据，尤其是为建设适合中国国情的基于社区的整合型的精神卫生社会服务模式奠定了法理基础。由于我国的精神障碍患者医疗资源的人均占有量低，医疗资源匮乏，医疗水平有待提高，故难以满足精神障碍患者日益增长的多样化需求。应当尽快完善以下几个方面的精神卫生服务政策：

（1）加强人力资源建设，提高医护人员的专业素养

精神卫生工作是一项专业性强、多层次、多手段的系统医疗工作，需要大量的专业人才从事精神卫生研究和治疗工作。专业的医务团队，是精神健康医疗资源的核心，也是精神卫生服务水平得以提升的基础，因此必须加强精神卫生专业人才队伍建设。各大医学院校应当高度重视精神医学教育，扩大精神医学生的招生和培养规模，鼓励医学毕业生从事精神卫生事业。各级医疗机构应当重视精神专科建设，按照国家有关规定完善精神专科设置和建设，不断增加精神卫生从业人员数量，逐渐优化精神卫生服务团队的人员结构，吸纳心理咨询、社会工作、志愿者等各类精神卫生服务人员，为一体化精神卫生服务体系的构建提供人力资源基础。

（2）科学、合理建设精神卫生专科医疗机构，提升精神卫生服务能力

鼓励以社区生活为主的精神卫生体系建设并不意味着否定专业精神疾病诊疗机构的作用。国外"去机构化运动"的历史经验也表明，简单地将住院治疗的精神障碍患者推向社区和家庭，并不是有效地解决精神卫生问题的手段。因此，包括提供住院治疗在内的专科精神卫生机构也是整合型精神卫生服务模式的重要内容。精神疾病的早期发现、早期诊断和早期干预还应当充分发挥专业精神疾病诊疗机构的作用。及时规范的治疗不仅有利于患者的症状改善，还有利于加强患者对疾病的认识，提高治疗的依从性，为顺利回归社区生活奠定基础。

如前述某精神病院的情形可以发现，当前多数的精神卫生服务机

构设施简陋较为陈旧，设备配置不充分，在很大程度上影响了精神障碍患者的治疗效果。如部分精神病院的床位不足，住院环境简陋拥挤，照料质量难以提高；由于传统的观念认为精神类疾病不需要过多的检查仪器和医疗设备，造成了对患者躯体疾病不能及时有效地进行检测与治疗，造成了患者身心功能的衰退，等等。因此，加强精神卫生机构的建设应当引起政府的高度重视。同时，应当控制精神专科医院和综合医院内设置的精神科的床位规模，科学合理地设置精神专科医疗机构，规范住院治疗的时间和周期，逐步建立从机构到社区的双向转诊机制。

9.2.2.2 优化医疗保险政策，减少住院治疗依赖

当前的医疗保障制度并没有充分考虑精神疾病治疗周期长、多数患者需终身药物和康复治疗的特点，而采取与其他疾病同等的政策措施，实行住院报销比例低、门诊不能报销或限额报销，导致医疗保障制度保障力度小、救治率低、患者及其家庭经济负担重的结果。

当前的全民医疗保险制度设计是差异化的制度设计，即与就业相关的职工基本医疗保险制度和居民基本医疗保险制度。本着贡献越大待遇越高的原则，职工医保的缴费贡献大，报销比例和额度相对就较高。居民基本医疗保险则是本着兜底保障的原则，由于缴费少，只提供最基本的医疗报销待遇。但是，多数精神障碍患者在中青年时期就发病了，很少有就业机会，基本上被排斥在了职工医疗保险体系外，无法享受保障水平相对较好的职工医疗保险政策。

无论是职工基本医疗保险还是居民基本医疗保险，政策的设计原则是"保住院"，即以住院报销为主，对门诊报销的支持力度相对较弱。这就导致了精神障碍患者住院治疗的医疗费用负担低于门诊治疗的现实。因为住院的医疗费用可以享受医疗保险报销，本来仅仅只需要在门诊治疗的精神障碍患者则会被动地选择了长期住院治疗，以减轻疾病负担。

因此，当前的医疗保险政策应当针对精神疾病有专门的措施，扩大门诊报销范围、提高门诊报销比例和报销额度，鼓励患者在门诊治疗。同时，应当有序放开精神类药物的管制，拓宽抗精神病药物的合

法获取渠道。

9.2.2.3 改善收入保障结构和方式，提高患者及其家庭的自助能力

精神障碍患者所面临的问题是复杂而多样的，体现在社会生活的各个方面，如经济、就业、安置、社会融入等。针对其不同层面的问题与需求，应建立相应的社会救助机制，形成具有系统性、科学性、保障性的社会救助体系。多数患者经过规范治疗和有效康复后能够在很大程度上恢复职业技能。阻碍他们顺利就业并融入社会的因素除了传统的观念以外，政策的支持也不充分。如前面的案例介绍，部分患者有着强烈的就业意愿，迫切希望能够自力更生，通过自己的能力来缓解家庭的经济困难。但是披露了自己病情的精神障碍患者面临求职无门的困境。

当前的收入保障可以在给予最低生活保障的基础上，建立鼓励残疾人就业的机制。在进行收入核定的时候，精神障碍患者的就业收入可以作为参加职业训练、技能学习的支出而不被纳入收入核算。同时，对于照顾精神障碍患者的最低生活保障对象，在收入核定的时候也可以扣除一定额度的照料成本。对于没有任何收入来源的精神障碍患者，应当在生活扶助、医疗报销政策上给予适当的倾斜。对于自谋职业和有能力创业的精神障碍患者以及精神障碍患者的主要照料人，国家应当给予他们相应的税收优惠，或允许在当期收入中计提部分医疗和生活保障金，应对未来的可能的医药费和生活费支持需求。

安置保障机制。精神障碍患者大多是长期性且难以根治的，该群体当中有一部分孤老精神障碍患者无亲无故，缺乏社会支持，难以安身立命，安置问题是关乎其基本生活保障的重要问题。据调查，部分患者由年迈的父母照顾，父母离世后则无人照顾；部分患者由旁系血亲负责日常照料，亲属担心其日后安置问题。针对该群体，可整合政府及社会力量，建立安置保障机制。首先，制定安置申报和审核制度，可对其情况进行核实，符合安置标准的，根据具体情况进行安置：第一，可建立孤老精神障碍患者安置站或送往福利院，对该群体进行集中安置；第二，部分条件许可的社区可安置于社区精神卫生服

务中心；第三，可为其亲属提供经济支持，鼓励亲属家庭安置。

9.2.2.4 营造良好的社区接纳氛围，发挥社区支持功能，夯实社区精神卫生服务基础

社区是精神障碍患者的重要康复点，也是其实现社会融入的重要据点。由于公众对于精神疾病了解不够，常常以媒体或身边的个别极端案例认识、了解和定位精神疾病和精神障碍患者，对于精神障碍患者的歧视和偏见的观念根深蒂固，甚至谈病色变，对社区中的精神障碍患者接纳度低，多采取"恐惧""躲避"与"逃离"等方式。本研究的案例中，多数患者及其家庭成员在社区处于封闭或半封闭状态，即使康复出院的患者也宁愿待在封闭的家庭环境中而不愿意参与社区活动，由于缺乏社会参与，他们很难融入社区生活。很大原因是社区对精神疾病的误解以及对精神疾病患者的歧视和排斥。在精神卫生社会服务体系建设中，应当加强社区精神卫生知识的宣讲和社区接纳的倡导，为精神障碍患者的社会融入营造良好环境。因此，社区支持体系建设中首要任务应当是强化大众心理健康知识教育，普及精神卫生知识，消除社会偏见，降低不良社会文化取向对精神障碍患者造成的负面影响。

整合型精神卫生服务的重要支持在于社区精神卫生服务体系的完善。目前，社区普遍缺乏有效的精神卫生服务资源，患者难以在社区获取基本的精神卫生服务，得不到专业的病情诊断和评估、服药指导、康复训练等支持。国家虽然投入了大量的人力、物力建立和完善基层医疗卫生服务体系，社区公共卫生服务中心普遍建成，但是，本研究发现，社区精神卫生服务还基本处于空白状态。社区卫生服务中心中普遍缺乏专职的精神卫生专业人员、人员流动性大、保障措施不充分、服务能力严重不足等，导致绝大多数精神障碍患者从来没有得到过社区精神卫生服务指导。一旦发病，只能去精神病院去求诊或住院治疗。因此，应当大力发展社区基层精神卫生服务专业力量，引进和培养社区精神卫生工作人员，尝试促进"机构＋社区"的精神卫生服务能力建设，建立患者从社区到机构的双向转诊机制。当前很多患者不能回到社区生活的一个主要原因是社区精神疾病防治力量薄

弱，如果出台激励政策鼓励专业机构举办或管理社区精神卫生防治专业机构，将会实现社区卫生机构与大型专业机构之间的人力资源共享，可以有效缓解社区精神疾病诊疗能力的不足。

9.2.2.5 大力开展精神卫生社会工作服务

精神卫生社会工作服务在我国还处于起步阶段。应当加大精神卫生社会工作者人才队伍建设力度，加快培养一支扎根社区，能够为精神障碍患者及其家庭成员提供以需求为导向的个案管理、资源链接、心理援助、生计发展、困难帮扶、社会参与、社区融合等专业服务，促进精神障碍患者的全面康复。社工服务的内容可以从以下几个方面去考虑（见附录）：

（1）健康与医疗服务，包括健康体检、用药监测与指导、送药上门、健康咨询与讲座、医疗转介等服务；

（2）药物监测服务和服药指导。定期服药、合理调药有利于精神障碍患者的康复，不遵医嘱服药、服药不合理都易导致病情反复；

（3）社区照料服务。包括居家安全评估、居家安全培训、家居检修、生活自理能力训练等服务；

（4）教育及就业服务。对于处于康复期的精神障碍患者，社会工作者会鼓励他们走出封闭的环境，了解他们的教育及就业需求，评估就业意向，对案主居家能力、沟通能力、社交能力、学习能力、职业能力等各方面进行综合评估，链接教育、培训和就业资源，对案主或其家属进行知识技能辅导、职业培训和职业介绍；

（5）政策资源的递送服务。由社会工作者帮助服务对象及其家属进行政策信息的咨询、培训和协助办理等服务。

9.2.2.6 注重家庭资源的开发和保护，增强家庭自助能力

所有的慢性疾病中，没有哪种疾病可以像精神疾病这样，给患者及其家庭成员乃至整个家庭系统带来灾难性的影响。精神疾病不仅改变了患者自己的人生轨迹，也影响着家庭的发展历程。在个体层面，精神疾病造成患者个体生命历程出现了迥异于常态的紊乱和错位现象，而这种紊乱和错位还可能会向上一代和下一代延伸，影响代际之间的关系，也必然会或多或少地影响同辈兄弟姐妹的生活，并造成整

个家庭生命周期的非正常改变。

精神疾病是一个需要长期照料的疾病，一般年久难愈，其家属往往长期担负着照顾与看护的责任，家庭面临的压力和困难是长期性的。一方面，家庭照料将占用家庭劳动力，削弱了家庭经济创收能力；另一方面，多数精神障碍患者自身没有收入保障，家庭成了患者的医疗和生活费用，加重了整个家庭的经济负担。家庭是整个精神卫生服务体系中核心的资源。在精神障碍患者的疾病诊疗和康复回归过程中，家庭的作用举足轻重。前述研究也发现，能够有条件回归社区，在居家环境中稳定生活的患者，多数都是因为得到了家庭成员的大力扶助和支持，而家庭照料人资源缺乏、家庭经济扶助能力弱、家庭结构欠稳定的患者则更加容易被送进精神病院接受长期照料，甚至终身"以院为家"。

因此，一方面应当强调发挥家庭对患者的核心支持功能，引导家庭资源的开发和合理分配；另一方面又应当采取措施保护家庭资源，防止家庭资源的枯竭。在家庭资源的开发利用方面，要重塑以家庭为中心、承担义务和责任的家庭价值观，正确引导患者家庭成员的家庭观念，发挥正确价值导向作用，增强患者家庭成员的责任意识，切实履行好家庭监护责任。要增强患者及其家庭的自力更生的自助精神，鼓励他们去发现问题和找到解决方案来提升他们自己的生活水平。在政策制定过程中，要充分听取患者及其家庭的意见和建议，因为是患者及其家庭在面对种种困难和挑战，只有他们自己才真正了解自身的需求、能力、不足和缺陷，也只有他们才知道怎样的措施和方法对改善他们的处境是最有效的。

强调家庭成员的积极性的同时，也要注意对家庭资源的充分保护，避免家庭资源的枯竭造成患者及其家庭整体陷入困境。患者只有生活在家庭成员的照料环境中，才有进一步学会社会适应、职业康复和应对危机的可能。由于一些家庭监护责任过重，政府投入、社会救助又严重不足，因病致贫现象非常突出。应当在给予患者及其家庭激励的同时，采取切实措施保护患者家庭资源，减缓家庭资源消耗过程。家庭资源的保护首先应当强调家庭成员照料资源的可持续利用。

应当在社会保障和社会救助政策的设计上考虑以家庭为单位给予充分的保障和支持，避免主要照料人陷入困境而失去照料能力。应当在医疗费用，包括药物费用及住院治疗费用方面提高救助力度，增加政府经费投入，降低个人支付比例，拓宽费用支付的渠道。同时，针对家庭经济特别困难的群体，可按照经济困难程度制定相应的经济扶持标准，缓解其经济困难。

附　　录

附录1　抽样样本基本情况表

附表1　　　　　　　　　抽样样本基本情况表

ID	性别	年龄	婚姻状况	当前照料状态	主要照料人	非照料人支持情况
001	女	成年人（30—39）	已婚	居家（陪伴）	父亲	兄妹经济＋情感支持
002	女	老年人	丧偶	居家（陪伴）	女儿	子女情感
003	男	成年人（30—39）	未婚	长期居家（陪伴）	双亲	兄妹情感支持
004	女	老年人	已婚	居家（陪伴）	丈夫	子女情感
005	女	成年人（40—49）	已婚	居家（陪伴）	丈夫	父母经济支持
006	男	成年人（30—39）	未婚	机构（1年以上有人探视）	母亲	无
007	女	成年人（30—39）	离异	居家（陪伴）	双亲	无
008	女	成年人（40—49）	已婚	居家（陪伴）	丈夫	父母经济＋感情支持

ID	性别	年龄	婚姻状况	当前照料状态	主要照料人	非照料人支持情况
009	男	成年人（50—59）	未婚	居家（陪伴）	双亲	兄妹情感支持
010	男	老年人	已婚	居家（陪伴）	儿子	子女情感
011	女	老年人	未婚	居家（无人照料）	姐	兄妹情感支持
012	男	老年人	未婚	机构（1年以上有人探视）	姐	其他亲友经济＋情感支持
013	男	成年人（30—39）	患病后离异	居家（陪伴）	双亲	无
014	女	成年人（40—49）	未婚	居家（陪伴）	双亲	兄妹情感支持
015	女	成年人（50—59）	未婚	机构住院（1年以上，定期回家1到数天）	母亲	无
016	男	成年人（50—59）	未婚	居家（陪伴）	母亲	无
017	男	成年人（30—39）	未婚	居家（陪伴）	双亲	无
018	女	成年人（50—59）	已婚	居家（陪伴）	丈夫	子女情感支持
019	女	老年人	丧偶	机构（1年以上有人探视）	妹	兄妹情感支持
020	女	成年人（40—49）	未婚	居家（陪伴）	双亲	其他亲友经济支持
021	女	成年人（40—49）	已婚	居家（陪伴）	丈夫	无
022	男	老年人	丧偶	居家（陪伴）	儿子	其他亲友经济支持
023	男	成年人（40—49）	未婚	居家（陪伴）	父亲	兄妹情感支持
024	女	成年人（30—39）	离异	居家（陪伴）	双亲	无

续表

ID	性别	年龄	婚姻状况	当前照料状态	主要照料人	非照料人支持情况
025	女	老年人	已婚	居家（陪伴）	女儿	子女经济＋情感支持
026	男	成年人（40—49）	未婚	居家（陪伴）	母亲	兄妹情感支持
027	男	成年人（40—49）	已婚	居家（陪伴）	妻子	无
028	男	成年人（40—49）	已婚	居家（陪伴）	妻子	父母经济＋感情支持
029	男	成年人（40—49）	未婚	居家（陪伴）	双亲	兄妹情感支持
030	女	未成年人（18岁以下）	未婚	居家（陪伴）	双亲	无
031	男	成年人（40—49）	离异	居家（陪伴）	双亲	无
032	女	成年人（50—59）	未婚	居家（陪伴）	母亲	兄妹情感支持
033	男	成年人（18—29）	未婚	居家（陪伴）	双亲	无
034	女	成年人（30—39）	未婚	居家（陪伴）	母亲	无
035	女	老年人	已婚	居家（陪伴）	丈夫	子女情感支持
036	女	成年人（30—39）	已婚	居家（陪伴）	母亲	无
037	女	成年人（40—49）	离异	机构住院（1年以上，定期回家1到数天）	母亲	兄妹经济＋情感支持
038	男	成年人（30—39）	未婚	机构住院（1年以上，定期回家1到数天）	母亲	其他亲友经济＋情感支持
039	女	成年人（30—39）	未婚	机构（1年以上有人探视）	母亲	其他亲友经济＋情感支持

ID	性别	年龄	婚姻状况	当前照料状态	主要照料人	非照料人支持情况
040	女	成年人（18—29）	未婚	居家（陪伴）	母亲	无
041	女	成年人（40—49）	未婚	居家（陪伴）	双亲	兄妹情感支持
042	女	成年人（30—39）	未婚	居家（陪伴）	双亲	其他亲友经济＋情感支持
043	男	成年人（50—59）	已婚	居家（陪伴）	妻子	兄妹经济＋情感支持
044	女	老年人	再婚	居家（陪伴）	丈夫	无
045	女	成年人（30—39）	已婚	居家（陪伴）	丈夫	无亲朋资助
046	女	成年人（40—49）	未婚	居家（陪伴）	双亲	兄妹情感支持
047	男	成年人（50—59）	已婚	居家（陪伴）	妻子	兄妹情感支持
048	男	成年人（18—29）	未婚	居家（陪伴）	母亲	无
049	男	成年人（50—59）	已婚	居家（陪伴）	妻子	子女情感支持
050	男	成年人（30—39）	未婚	居家（陪伴）	父亲	亲朋经济资助＋情感支持
051	女	成年人（30—39）	未婚	机构住院（1年以上，定期回家1到数天）	母亲	父母经济＋感情支持
052	女	成年人（30—39）	未婚	居家（陪伴）	双亲	其他亲友情感支持
053	男	成年人（30—39）	未婚	机构（1年以上有人探视）	双亲	父母情感支持
054	女	成年人（50—59）	已婚	居家（陪伴）	丈夫	子女情感支持

ID	性别	年龄	婚姻状况	当前照料状态	主要照料人	非照料人支持情况
055	男	成年人（18—29）	未婚	居家（无人照料）	母亲	无
056	女	成年人（40—49）	未婚	居家（陪伴）	母亲	兄妹情感支持
057	女	成年人（40—49）	已婚	居家（陪伴）	丈夫	亲朋经济资助＋情感支持
058	男	老年人	已婚	居家（无人照料）	妻子	子女赡养
059	女	成年人（40—49）	已婚	居家（陪伴）	双亲	无
060	女	老年人	已婚	居家（陪伴）	丈夫	无
061	男	老年人	患病后离异	居家（无人照料）	无	兄妹经济＋情感支持
062	男	成年人（30—39）	离异后患病	居家（陪伴）	双亲	兄妹经济支持
063	男	成年人（50—59）	已婚	居家（陪伴）	无	亲朋经济资助＋情感支持
064	女	成年人（30—39）	未婚	居家（陪伴）	双亲	兄妹情感支持
065	男	成年人（50—59）	已婚	居家（陪伴）	妻子	子女情感支持
066	女	成年人（40—49）	未婚	居家（陪伴）	双亲	亲朋经济资助＋情感支持
067	男	成年人（18—29）	未婚	居家（陪伴）	父亲	亲朋经济资助＋情感支持
068	男	成年人（30—39）	患病后离异	居家（陪伴）	母亲	子女情感支持
069	男	成年人（30—39）	未婚	居家（陪伴）	母亲	父母经济＋感情支持
070	男	成年人（40—49）	未婚	居家（陪伴）	母亲	父母经济＋感情支持

ID	性别	年龄	婚姻状况	当前照料状态	主要照料人	非照料人支持情况
071	男	老年人	患病后离异	居家（无人照料）	无	子女情感支持
072	男	成年人（40—49）	未婚	居家（陪伴）	双亲	其他亲友情感
073	男	老年人	未婚	居家（无人照料）	兄	兄妹经济＋情感支持
074	男	成年人（40—49）	未婚	机构住院（1年以上）	母亲	兄妹情感支持
075	女	成年人（40—49）	未婚	居家（陪伴）	父亲	兄妹经济＋情感支持
076	男	成年人（40—49）	未婚	机构住院（1年以上有人探视）	父亲	父母经济＋感情支持
077	男	成年人（30—39）	未婚	居家（陪伴）	母亲	兄妹情感支持
078	女	老年人	已婚	居家（陪伴）	丈夫	兄妹情感支持
079	男	成年人（18—29）	未婚	居家（陪伴）	父亲	其他亲友情感支持
080	女	成年人（40—49）	未婚	居家（陪伴）	母亲	兄妹经济＋情感支持
081	女	成年人（50—59）	已婚	居家（陪伴）	双亲	子女情感支持
082	女	成年人（40—49）	离异	居家（陪伴）	双亲	子女情感支持
083	男	成年人（50—59）	未婚	机构住院（1年以上，定期回家1到数天）	姐	兄妹经济＋情感支持
084	男	成年人（50—59）	未婚	居家（陪伴）	兄	兄妹情感支持
085	男	成年人（30—39）	离异	居家（陪伴）	双亲	无

ID	性别	年龄	婚姻状况	当前照料状态	主要照料人	非照料人支持情况
086	男	成年人（30—39）	未婚	居家（陪伴）	双亲	子女情感支持
087	男	成年人（50—59）	未婚	居家（陪伴）	母亲	无
088	男	成年人（40—49）	未婚	居家（陪伴）	姐	父母经济＋感情支持
089	男	成年人（40—49）	未婚	居家（陪伴）	母亲	无
090	女	成年人（50—59）	已婚	居家（无人照料）	无	子女情感支持
091	女	成年人（50—59）	丧偶	机构住院（1年以上）	无	子女经济＋情感
092	男	老年人	未婚	居家（陪伴）	弟	无
093	男	成年人（40—49）	未婚	居家（陪伴）	双亲	无
094	男	成年人（40—49）	已婚	居家（陪伴）	妻子	子女情感支持
095	女	老年人	丧偶	机构住院（1年以上有人探视）	女儿	子女经济＋情感支持
096	男	成年人（40—49）	离异	机构住院（1年以上有人探视）	双亲	父母经济＋感情支持
097	男	成年人（40—49）	未婚	机构住院（1年以上有人探视）	母亲	无
098	男	成年人（40—49）	已婚	居家（陪伴）	弟	兄妹经济＋情感支持
099	女	成年人（40—49）	患病后离异	居家（陪伴）	父亲	兄妹情感支持
100	男	成年人（40—49）	患病后离异	居家（陪伴）	母亲	无

ID	性别	年龄	婚姻状况	当前照料状态	主要照料人	非照料人支持情况
101	男	成年人（40—49）	未婚	居家（陪伴）	母亲	兄妹经济＋情感支持
102	男	成年人（40—49）	已婚	居家（陪伴）	妻子	父母经济＋感情支持
103	男	老年人	已婚	居家（陪伴）	妻子	子女情感支持
104	女	老年人	未婚	机构住院（1年以上有人探视）	妹	兄妹经济＋情感支持
105	女	成年人（40—49）	离异	居家（无人照料）	无	无
106	女	老年人	丧偶	居家（陪伴）	女儿	子女情感支持
107	女	成年人（18—29）	未婚	居家（陪伴）	双亲	父母经济＋感情支持
108	女	成年人（18—29）	未婚	居家（陪伴）	双亲	父母经济＋感情支持
109	男	成年人（50—59）	离异	居家（陪伴）	双亲	父母经济＋感情支持
110	男	成年人（30—39）	离异	机构住院（1年以上）	母亲	父母经济＋感情支持
111	男	成年人（50—59）	离异	居家（陪伴）	双亲	父母经济＋感情支持
112	女	成年人（40—49）	已婚	居家（陪伴）	丈夫	无
113	男	成年人（18—29岁）	未婚	居家（无人照料）	母亲	父母经济＋感情支持
114	女	成年人（40—49）	已婚	居家（陪伴）	丈夫	子女情感支持
115	男	成年人（50—59）	已婚	居家（陪伴）	双亲	父母经济＋感情支持
116	男	成年人（30—39）	未婚	居家（陪伴）	双亲	父母经济＋感情支持

ID	性别	年龄	婚姻状况	当前照料状态	主要照料人	非照料人支持情况
117	男	成年人（40—49）	未婚	居家（陪伴）	双亲	父母经济＋感情支持
118	女	成年人（40—49）	已婚	居家（陪伴）	丈夫	兄妹情感支持
119	男	成年人（50—59）	未婚	居家（无人照料）	无	兄妹经济支持
120	女	成年人（30—39）	未婚	居家（陪伴）	母亲	父母经济＋感情支持
121	男	成年人（30—39）	未婚	居家（陪伴）	双亲	其他亲友经济＋情感支持
122	男	成年人（40—49）	未婚	居家（陪伴）	母亲	父母经济＋感情支持
123	男	成年人（40—49）	未婚	居家（陪伴）	双亲	其他亲友情感支持
124	女	成年人（50—59）	已婚	居家（陪伴）	丈夫	子女情感支持
125	男	老年人	已婚	居家（陪伴）	妻子	子女经济＋情感支持
126	男	老年人	未婚	居家（无人照料）	兄	兄妹情感支持
127	女	老年人	已婚	居家（陪伴）	丈夫	子女经济＋情感支持
128	女	成年人（50—59）	已婚	居家（陪伴）	丈夫	子女经济＋情感支持
129	男	成年人（50—59）	未婚	居家（陪伴）	母亲	兄妹情感支持
130	女	老年人	已婚	居家（陪伴）	丈夫	子女经济＋情感支持

附录2　精神障碍患者生活状况调查问卷

一　基本信息

1. 性别：①男　②女

2. 出生年月：_____年_____月

3. 住址：_____区_____街道_____社区

4. 户口类型：①农村　②城镇

5. 民族：①汉族　②少数民族

6. 文化程度：

①小学及以下　　　　②初中　　　　③高中及中专

④大专及本科　　　　⑤硕士及以上

7. 婚姻状况：①未婚　②已婚　③离异　④丧偶

8. 就业状况：①在业　②失业（含退休）③个体经营

9. 照料模式：①机构照料　②家庭照料

　　　　　　　③社区照料　④他人照料

二　患者病情

1. 患者病史（含并发症）：_____

2. 患病年限：①1年及以下　　　②2—5年

　　　　　　　③6—9年　　　　　④10年及以上

3. 平均发病率：①每天 1 次 ②每周 1 次 ③每月 1 次 ④每年 1 次 ⑤几年 1 次

4. 服药状况：①定时服药　②不定时服药

5. 精神残疾等级：①一级　②二级　③三级　④四级

三　经济状况

1. 家庭月收入：

①500 元以下　　　　　　②500 元—1000 元

③1000 元—3000 元　　　④3000 元以上

2. 医疗费用（每月）：

①500 元以下　　　　　　②500 元—1000 元

③1000 元—3000 元　　　④3000 元以上

3. 医疗费用报销比例：

① 0　　　　　　　　　　②1%—30%

③31%—60%　　　　　　④61%—100%

四　政策支持

1. 您通过什么途径学习和了解精神障碍患者相关法律法规？（多选）

①报纸　　　　②电视　　　　③网络　　　　④亲友

⑤社区　　　　⑥精神卫生服务机构　　　　⑦其他_____

2. 您通过什么渠道获取政策支持？（多选）

①街道或社区　　　　　　②精神卫生医院

③精神卫生社会服务组织　④其他_____

3. 您获得了哪些政策优惠？（多选）

①低保救助　　　　　　　②特病优惠

③免费服药卡　　　　　　④优惠/爱心公交卡

⑤公园景点免费或折价优惠　⑥大病医疗救助

⑦其他_____

五　生存状态

附表 2　　　　　　　生存状态评估表

	评估项目	非常好	比较好	一般	比较差	非常差
生理	疼痛与不适					
	精力与疲惫					
	睡眠与休息					
心理	思想、学习					
	记忆力、注意力					
	情绪波动					
	自尊感					
独立性	行动能力					
	日常生活能力					
	工作能力					
	对药物及医疗手段的依赖性					
社会关系	个人关系					
	所需社会支持的满足度					
	性生活					
环境	社会安全保障					
	住房环境					
	医疗服务与社会保障					
	获取新信息、知识、技能的机会					
	相关法律法规的知晓度					
	休闲娱乐活动的参与机会及参与程度					
	环境条件（污染/噪声/气候）					
	交通条件					

六　开放式提问

1. 现有的精神卫生服务资源（如医生、护士、医疗设施）是否能满足您的需要？

    2. 患者在生活当中面临的主要问题是什么？

    3. 对于目前的精神卫生服务，您有什么意见和建议？

附录 3 《社会救助暂行办法》

中华人民共和国国务院令

第 649 号

现公布《社会救助暂行办法》，自 2014 年 5 月 1 日起施行。

总理　李克强

2014 年 2 月 21 日

社会救助暂行办法

第一章　总则

第一条　为了加强社会救助，保障公民的基本生活，促进社会公平，维护社会和谐稳定，根据宪法，制定本办法。

第二条　社会救助制度坚持托底线、救急难、可持续，与其他社会保障制度相衔接，社会救助水平与经济社会发展水平相适应。

社会救助工作应当遵循公开、公平、公正、及时的原则。

第三条　国务院民政部门统筹全国社会救助体系建设。国务院民政、卫生计生、教育、住房城乡建设、人力资源社会保障等部门，按照各自职责负责相应的社会救助管理工作。

县级以上地方人民政府民政、卫生计生、教育、住房城乡建设、人力资源社会保障等部门，按照各自职责负责本行政区域内相应的社会救助管理工作。

前两款所列行政部门统称社会救助管理部门。

第四条 乡镇人民政府、街道办事处负责有关社会救助的申请受理、调查审核，具体工作由社会救助经办机构或者经办人员承担。

村民委员会、居民委员会协助做好有关社会救助工作。

第五条 县级以上人民政府应当将社会救助纳入国民经济和社会发展规划，建立健全政府领导、民政部门牵头、有关部门配合、社会力量参与的社会救助工作协调机制，完善社会救助资金、物资保障机制，将政府安排的社会救助资金和社会救助工作经费纳入财政预算。

社会救助资金实行专项管理，分账核算，专款专用，任何单位或者个人不得挤占挪用。社会救助资金的支付，按照财政国库管理的有关规定执行。

第六条 县级以上人民政府应当按照国家统一规划建立社会救助管理信息系统，实现社会救助信息互联互通、资源共享。

第七条 国家鼓励、支持社会力量参与社会救助。

第八条 对在社会救助工作中作出显著成绩的单位、个人，按照国家有关规定给予表彰、奖励。

第二章 最低生活保障

第九条 国家对共同生活的家庭成员人均收入低于当地最低生活保障标准，且符合当地最低生活保障家庭财产状况规定的家庭，给予最低生活保障。

第十条 最低生活保障标准，由省、自治区、直辖市或者设区的市级人民政府按照当地居民生活必需的费用确定、公布，并根据当地经济社会发展水平和物价变动情况适时调整。

最低生活保障家庭收入状况、财产状况的认定办法，由省、自治区、直辖市或者设区的市级人民政府按照国家有关规定制定。

第十一条 申请最低生活保障，按照下列程序办理：

（一）由共同生活的家庭成员向户籍所在地的乡镇人民政府、街道办事处提出书面申请；家庭成员申请有困难的，可以委托村民委员会、居民委员会代为提出申请。

（二）乡镇人民政府、街道办事处应当通过入户调查、邻里访问、信函索证、群众评议、信息核查等方式，对申请人的家庭收入状况、财产状况进行调查核实，提出初审意见，在申请人所在村、社区公示后报县级人民政府民政部门审批。

（三）县级人民政府民政部门经审查，对符合条件的申请予以批准，并在申请人所在村、社区公布；对不符合条件的申请不予批准，并书面向申请人说明理由。

第十二条 对批准获得最低生活保障的家庭，县级人民政府民政部门按照共同生活的家庭成员人均收入低于当地最低生活保障标准的差额，按月发给最低生活保障金。

对获得最低生活保障后生活仍有困难的老年人、未成年人、重度残疾人和重病患者，县级以上地方人民政府应当采取必要措施给予生活保障。

第十三条 最低生活保障家庭的人口状况、收入状况、财产状况发生变化的，应当及时告知乡镇人民政府、街道办事处。

县级人民政府民政部门以及乡镇人民政府、街道办事处应当对获得最低生活保障家庭的人口状况、收入状况、财产状况定期核查。

最低生活保障家庭的人口状况、收入状况、财产状况发生变化的，县级人民政府民政部门应当及时决定增发、减发或者停发最低生活保障金；决定停发最低生活保障金的，应当书面说明理由。

第三章　特困人员供养

第十四条 国家对无劳动能力、无生活来源且无法定赡养、抚养、扶养义务人，或者其法定赡养、抚养、扶养义务人无赡养、抚养、扶养能力的老年人、残疾人以及未满 16 周岁的未成年人，给予特困人员供养。

第十五条 特困人员供养的内容包括：

（一）提供基本生活条件；

（二）对生活不能自理的给予照料；

（三）提供疾病治疗；

（四）办理丧葬事宜。

特困人员供养标准，由省、自治区、直辖市或者设区的市级人民政府确定、公布。

特困人员供养应当与城乡居民基本养老保险、基本医疗保障、最低生活保障、孤儿基本生活保障等制度相衔接。

第十六条　申请特困人员供养，由本人向户籍所在地的乡镇人民政府、街道办事处提出书面申请；本人申请有困难的，可以委托村民委员会、居民委员会代为提出申请。

特困人员供养的审批程序适用本办法第十一条规定。

第十七条　乡镇人民政府、街道办事处应当及时了解掌握居民的生活情况，发现符合特困供养条件的人员，应当主动为其依法办理供养。

第十八条　特困供养人员不再符合供养条件的，村民委员会、居民委员会或者供养服务机构应当告知乡镇人民政府、街道办事处，由乡镇人民政府、街道办事处审核并报县级人民政府民政部门核准后，终止供养并予以公示。

第十九条　特困供养人员可以在当地的供养服务机构集中供养，也可以在家分散供养。特困供养人员可以自行选择供养形式。

第四章　受灾人员救助

第二十条　国家建立健全自然灾害救助制度，对基本生活受到自然灾害严重影响的人员，提供生活救助。

自然灾害救助实行属地管理，分级负责。

第二十一条　设区的市级以上人民政府和自然灾害多发、易发地区的县级人民政府应当根据自然灾害特点、居民人口数量和分布等情况，设立自然灾害救助物资储备库，保障自然灾害发生后救助物资的紧急供应。

第二十二条　自然灾害发生后，县级以上人民政府或者人民政府的自然灾害救助应急综合协调机构应当根据情况紧急疏散、转移、安置受灾人员，及时为受灾人员提供必要的食品、饮用水、衣被、取暖、临时住所、医疗防疫等应急救助。

第二十三条 灾情稳定后，受灾地区县级以上人民政府应当评估、核定并发布自然灾害损失情况。

第二十四条 受灾地区人民政府应当在确保安全的前提下，对住房损毁严重的受灾人员进行过渡性安置。

第二十五条 自然灾害危险消除后，受灾地区人民政府民政等部门应当及时核实本行政区域内居民住房恢复重建补助对象，并给予资金、物资等救助。

第二十六条 自然灾害发生后，受灾地区人民政府应当为因当年冬寒或者次年春荒遇到生活困难的受灾人员提供基本生活救助。

第五章 医疗救助

第二十七条 国家建立健全医疗救助制度，保障医疗救助对象获得基本医疗卫生服务。

第二十八条 下列人员可以申请相关医疗救助：

（一）最低生活保障家庭成员；

（二）特困供养人员；

（三）县级以上人民政府规定的其他特殊困难人员。

第二十九条 医疗救助采取下列方式：

（一）对救助对象参加城镇居民基本医疗保险或者新型农村合作医疗的个人缴费部分，给予补贴；

（二）对救助对象经基本医疗保险、大病保险和其他补充医疗保险支付后，个人及其家庭难以承担的符合规定的基本医疗自负费用，给予补助。

医疗救助标准，由县级以上人民政府按照经济社会发展水平和医疗救助资金情况确定、公布。

第三十条 申请医疗救助的，应当向乡镇人民政府、街道办事处提出，经审核、公示后，由县级人民政府民政部门审批。最低生活保障家庭成员和特困供养人员的医疗救助，由县级人民政府民政部门直接办理。

第三十一条 县级以上人民政府应当建立健全医疗救助与基本医疗保险、大病保险相衔接的医疗费用结算机制，为医疗救助对象提供便捷服务。

第三十二条 国家建立疾病应急救助制度，对需要急救但身份不明或者无力支付急救费用的急重危伤病患者给予救助。符合规定的急救费用由疾病应急救助基金支付。

疾病应急救助制度应当与其他医疗保障制度相衔接。

第六章 教育救助

第三十三条 国家对在义务教育阶段就学的最低生活保障家庭成员、特困供养人员，给予教育救助。

对在高中教育（含中等职业教育）、普通高等教育阶段就学的最低生活保障家庭成员、特困供养人员，以及不能入学接受义务教育的残疾儿童，根据实际情况给予适当教育救助。

第三十四条 教育救助根据不同教育阶段需求，采取减免相关费用、发放助学金、给予生活补助、安排勤工助学等方式实施，保障教育救助对象的基本学习、生活需求。

第三十五条 教育救助标准，由省、自治区、直辖市人民政府根据经济社会发展水平和教育救助对象的基本学习、生活需求确定、公布。

第三十六条 申请教育救助，应当按照国家有关规定向就读学校提出，按规定程序审核、确认后，由学校按照国家有关规定实施。

第七章 住房救助

第三十七条 国家对符合规定标准的住房困难的最低生活保障家庭、分散供养的特困人员，给予住房救助。

第三十八条 住房救助通过配租公共租赁住房、发放住房租赁补贴、农村危房改造等方式实施。

第三十九条 住房困难标准和救助标准，由县级以上地方人民政府根据本行政区域经济社会发展水平、住房价格水平等因素确定、公布。

第四十条　城镇家庭申请住房救助的，应当经由乡镇人民政府、街道办事处或者直接向县级人民政府住房保障部门提出，经县级人民政府民政部门审核家庭收入、财产状况和县级人民政府住房保障部门审核家庭住房状况并公示后，对符合申请条件的申请人，由县级人民政府住房保障部门优先给予保障。

农村家庭申请住房救助的，按照县级以上人民政府有关规定执行。

第四十一条　各级人民政府按照国家规定通过财政投入、用地供应等措施为实施住房救助提供保障。

第八章　就业救助

第四十二条　国家对最低生活保障家庭中有劳动能力并处于失业状态的成员，通过贷款贴息、社会保险补贴、岗位补贴、培训补贴、费用减免、公益性岗位安置等办法，给予就业救助。

第四十三条　最低生活保障家庭有劳动能力的成员均处于失业状态的，县级以上地方人民政府应当采取有针对性的措施，确保该家庭至少有一人就业。

第四十四条　申请就业救助的，应当向住所地街道、社区公共就业服务机构提出，公共就业服务机构核实后予以登记，并免费提供就业岗位信息、职业介绍、职业指导等就业服务。

第四十五条　最低生活保障家庭中有劳动能力但未就业的成员，应当接受人力资源社会保障等有关部门介绍的工作；无正当理由，连续3次拒绝接受介绍的与其健康状况、劳动能力等相适应的工作的，县级人民政府民政部门应当决定减发或者停发其本人的最低生活保障金。

第四十六条　吸纳就业救助对象的用人单位，按照国家有关规定享受社会保险补贴、税收优惠、小额担保贷款等就业扶持政策。

第九章　临时救助

第四十七条　国家对因火灾、交通事故等意外事件，家庭成员突发重大疾病等原因，导致基本生活暂时出现严重困难的家庭，或者因生活必需支出突然增加超出家庭承受能力，导致基本生活暂时出现严重困难的最低生活保障家庭，以及遭遇其他特殊困难的家庭，给予临时救助。

第四十八条　申请临时救助的，应当向乡镇人民政府、街道办事处提出，经审核、公示后，由县级人民政府民政部门审批；救助金额较小的，县级人民政府民政部门可以委托乡镇人民政府、街道办事处审批。情况紧急的，可以按照规定简化审批手续。

第四十九条　临时救助的具体事项、标准，由县级以上地方人民政府确定、公布。

第五十条　国家对生活无着的流浪、乞讨人员提供临时食宿、急病救治、协助返回等救助。

第五十一条　公安机关和其他有关行政机关的工作人员在执行公务时发现流浪、乞讨人员的，应当告知其向救助管理机构求助。对其中的残疾人、未成年人、老年人和行动不便的其他人员，应当引导、护送到救助管理机构；对突发急病人员，应当立即通知急救机构进行救治。

第十章　社会力量参与

第五十二条　国家鼓励单位和个人等社会力量通过捐赠、设立帮扶项目、创办服务机构、提供志愿服务等方式，参与社会救助。

第五十三条　社会力量参与社会救助，按照国家有关规定享受财政补贴、税收优惠、费用减免等政策。

第五十四条　县级以上地方人民政府可以将社会救助中的具体服务事项通过委托、承包、采购等方式，向社会力量购买服务。

第五十五条　县级以上地方人民政府应当发挥社会工作服务机构和社会工作者作用，为社会救助对象提供社会融入、能力提升、心理疏导等专业服务。

第五十六条　社会救助管理部门及相关机构应当建立社会力量参与社会救助的机制和渠道，提供社会救助项目、需求信息，为社会力量参与社会救助创造条件、提供便利。

第十一章　监督管理

第五十七条　县级以上人民政府及其社会救助管理部门应当加强对社会救助工作的监督检查，完善相关监督管理制度。

第五十八条　申请或者已获得社会救助的家庭，应当按照规定如实申报家庭收入状况、财产状况。

县级以上人民政府民政部门根据申请或者已获得社会救助家庭的请求、委托，可以通过户籍管理、税务、社会保险、不动产登记、工商登记、住房公积金管理、车船管理等单位和银行、保险、证券等金融机构，代为查询、核对其家庭收入状况、财产状况；有关单位和金融机构应当予以配合。

县级以上人民政府民政部门应当建立申请和已获得社会救助家庭经济状况信息核对平台，为审核认定社会救助对象提供依据。

第五十九条　县级以上人民政府社会救助管理部门和乡镇人民政府、街道办事处在履行社会救助职责过程中，可以查阅、记录、复制与社会救助事项有关的资料，询问与社会救助事项有关的单位、个人，要求其对相关情况作出说明，提供相关证明材料。有关单位、个人应当如实提供。

第六十条　申请社会救助，应当按照本办法的规定提出；申请人难以确定社会救助管理部门的，可以先向社会救助经办机构或者县级人民政府民政部门求助。社会救助经办机构或者县级人民政府民政部门接到求助后，应当及时办理或者转交其他社会救助管理部门办理。

乡镇人民政府、街道办事处应当建立统一受理社会救助申请的窗口，及时受理、转办申请事项。

第六十一条　履行社会救助职责的工作人员对在社会救助工作中知悉的公民个人信息，除按照规定应当公示的信息外，应当予以保密。

第六十二条　县级以上人民政府及其社会救助管理部门应当通过报刊、广播、电视、互联网等媒体，宣传社会救助法律、法规和政策。

县级人民政府及其社会救助管理部门应当通过公共查阅室、资料索取点、信息公告栏等便于公众知晓的途径，及时公开社会救助资金、物资的管理和使用等情况，接受社会监督。

第六十三条　履行社会救助职责的工作人员行使职权，应当接受社会监督。

任何单位、个人有权对履行社会救助职责的工作人员在社会救助工作中的违法行为进行举报、投诉。受理举报、投诉的机关应当及时核实、处理。

第六十四条　县级以上人民政府财政部门、审计机关依法对社会救助资金、物资的筹集、分配、管理和使用实施监督。

第六十五条　申请或者已获得社会救助的家庭或者人员，对社会救助管理部门作出的具体行政行为不服的，可以依法申请行政复议或者提起行政诉讼。

第十二章　法律责任

第六十六条　违反本办法规定，有下列情形之一的，由上级行政机关或者监察机关责令改正；对直接负责的主管人员和其他直接责任人员依法给予处分：

（一）对符合申请条件的救助申请不予受理的；

（二）对符合救助条件的救助申请不予批准的；

（三）对不符合救助条件的救助申请予以批准的；

（四）泄露在工作中知悉的公民个人信息，造成后果的；

（五）丢失、篡改接受社会救助款物、服务记录等数据的；

（六）不按照规定发放社会救助资金、物资或者提供相关服务的；

（七）在履行社会救助职责过程中有其他滥用职权、玩忽职守、徇私舞弊行为的。

第六十七条　违反本办法规定，截留、挤占、挪用、私分社会救助资金、物资的，由有关部门责令追回；有违法所得的，没收违法所得；对直接负责的主管人员和其他直接责任人员依法给予处分。

第六十八条　采取虚报、隐瞒、伪造等手段，骗取社会救助资金、物资或者服务的，由有关部门决定停止社会救助，责令退回非法获取的救助资金、物资，可以处非法获取的救助款额或者物资价值 1 倍以上 3 倍以下的罚款；构成违反治安管理行为的，依法给予治安管理处罚。

第六十九条　违反本办法规定，构成犯罪的，依法追究刑事责任。

第十三章　附则

第七十条　本办法自 2014 年 5 月 1 日起施行。

附录4 《国务院关于建立统一的城乡居民基本养老保险制度的意见》

国务院关于建立统一的城乡居民基本养老保险制度的意见

国发〔2014〕8号

各省、自治区、直辖市人民政府，国务院各部委、各直属机构：

按照党的十八大精神和十八届三中全会关于整合城乡居民基本养老保险制度的要求，依据《中华人民共和国社会保险法》有关规定，在总结新型农村社会养老保险（以下简称新农保）和城镇居民社会养老保险（以下简称城居保）试点经验的基础上，国务院决定，将新农保和城居保两项制度合并实施，在全国范围内建立统一的城乡居民基本养老保险（以下简称城乡居民养老保险）制度。现提出以下意见：

一、指导思想

高举中国特色社会主义伟大旗帜，以邓小平理论、"三个代表"重要思想、科学发展观为指导，贯彻落实党中央和国务院的各项决策部署，按照全覆盖、保基本、有弹性、可持续的方针，以增强公平性、适应流动性、保证可持续性为重点，全面推进和不断完善覆盖全体城乡居民的基本养老保险制度，充分发挥社会保险对保障人民基本生活、调节社会收入分配、促进城乡经济社会协调发展的重要作用。

二、任务目标

坚持和完善社会统筹与个人账户相结合的制度模式，巩固和拓宽个人缴费、集体补助、政府补贴相结合的资金筹集渠道，完善基础养老金和个人账户养老金相结合的待遇支付政策，强化长缴多得、多缴多得等制度的激励机制，建立基础养老金正常调整机制，健全服务网络，提高管理水平，为参保居民提供方便快捷的服务。"十二五"末，在全国基本实现新农保和城居保制度合并实施，并与职工基本养老保险制度相衔接。2020 年前，全面建成公平、统一、规范的城乡居民养老保险制度，与社会救助、社会福利等其他社会保障政策相配套，充分发挥家庭养老等传统保障方式的积极作用，更好保障参保城乡居民的老年基本生活。

三、参保范围

年满 16 周岁（不含在校学生），非国家机关和事业单位工作人员及不属于职工基本养老保险制度覆盖范围的城乡居民，可以在户籍地参加城乡居民养老保险。

四、基金筹集

城乡居民养老保险基金由个人缴费、集体补助、政府补贴构成。

（一）个人缴费。

参加城乡居民养老保险的人员应当按规定缴纳养老保险费。缴费标准目前设为每年 100 元、200 元、300 元、400 元、500 元、600元、700 元、800 元、900 元、1000 元、1500 元、2000 元 12 个档次，省（区、市）人民政府可以根据实际情况增设缴费档次，最高缴费档次标准原则上不超过当地灵活就业人员参加职工基本养老保险的年缴费额，并报人力资源社会保障部备案。人力资源社会保障部会同财政部依据城乡居民收入增长等情况适时调整缴费档次标准。参保人自主选择档次缴费，多缴多得。

（二）集体补助。

有条件的村集体经济组织应当对参保人缴费给予补助，补助标准由村民委员会召开村民会议民主确定，鼓励有条件的社区将集体补助纳入社区公益事业资金筹集范围。鼓励其他社会经济组织、公益慈善组织、个人为参保人缴费提供资助。补助、资助金额不超过当地设定的最高缴费档次标准。

（三）政府补贴。

政府对符合领取城乡居民养老保险待遇条件的参保人全额支付基础养老金，其中，中央财政对中西部地区按中央确定的基础养老金标准给予全额补助，对东部地区给予50%的补助。

地方人民政府应当对参保人缴费给予补贴，对选择最低档次标准缴费的，补贴标准不低于每人每年30元；对选择较高档次标准缴费的，适当增加补贴金额；对选择500元及以上档次标准缴费的，补贴标准不低于每人每年60元，具体标准和办法由省（区、市）人民政府确定。对重度残疾人等缴费困难群体，地方人民政府为其代缴部分或全部最低标准的养老保险费。

五、建立个人账户

国家为每个参保人员建立终身记录的养老保险个人账户，个人缴费、地方人民政府对参保人的缴费补贴、集体补助及其他社会经济组织、公益慈善组织、个人对参保人的缴费资助，全部记入个人账户。个人账户储存额按国家规定计息。

六、养老保险待遇及调整

城乡居民养老保险待遇由基础养老金和个人账户养老金构成，支付终身。

（一）基础养老金。中央确定基础养老金最低标准，建立基础养老金最低标准正常调整机制，根据经济发展和物价变动等情况，适时调整全国基础养老金最低标准。地方人民政府可以根据实际情况适当提高基础养老金标准；对长期缴费的，可适当加发基础养老金，提高和加发部分的资金由地方人民政府支出，具体办法由省（区、市）人民政府规定，并报人力资源社会保障部备案。

（二）个人账户养老金。个人账户养老金的月计发标准，目前为个人账户全部储存额除以 139（与现行职工基本养老保险个人账户养老金计发系数相同）。参保人死亡，个人账户资金余额可以依法继承。

七、养老保险待遇领取条件

参加城乡居民养老保险的个人，年满 60 周岁、累计缴费满 15 年，且未领取国家规定的基本养老保障待遇的，可以按月领取城乡居民养老保险待遇。

新农保或城居保制度实施时已年满 60 周岁，在本意见印发之日前未领取国家规定的基本养老保障待遇的，不用缴费，自本意见实施之月起，可以按月领取城乡居民养老保险基础养老金；距规定领取年龄不足 15 年的，应逐年缴费，也允许补缴，累计缴费不超过 15 年；距规定领取年龄超过 15 年的，应按年缴费，累计缴费不少于 15 年。

城乡居民养老保险待遇领取人员死亡的，从次月起停止支付其养老金。有条件的地方人民政府可以结合本地实际探索建立丧葬补助金制度。社会保险经办机构应每年对城乡居民养老保险待遇领取人员进行核对；村（居）民委员会要协助社会保险经办机构开展工作，在行政村（社区）范围内对参保人待遇领取资格进行公示，并与职工基本养老保险待遇等领取记录进行比对，确保不重、不漏、不错。

八、转移接续与制度衔接

参加城乡居民养老保险的人员，在缴费期间户籍迁移、需要跨地区转移城乡居民养老保险关系的，可在迁入地申请转移养老保险关系，一次性转移个人账户全部储存额，并按迁入地规定继续参保缴费，缴费年限累计计算；已经按规定领取城乡居民养老保险待遇的，无论户籍是否迁移，其养老保险关系不转移。

城乡居民养老保险制度与职工基本养老保险、优抚安置、城乡居民最低生活保障、农村五保供养等社会保障制度以及农村部分计划生育家庭奖励扶助制度的衔接，按有关规定执行。

九、基金管理和运营

将新农保基金和城居保基金合并为城乡居民养老保险基金，完善城乡居民养老保险基金财务会计制度和各项业务管理规章制度。城乡居民养老保险基金纳入社会保障基金财政专户，实行收支两条线管理，单独记账、独立核算，任何地区、部门、单位和个人均不得挤占挪用、虚报冒领。各地要在整合城乡居民养老保险制度的基础上，逐步推进城乡居民养老保险基金省级管理。

城乡居民养老保险基金按照国家统一规定投资运营，实现保值增值。

十、基金监督

各级人力资源社会保障部门要会同有关部门认真履行监管职责，建立健全内控制度和基金稽核监督制度，对基金的筹集、上解、划拨、发放、存储、管理等进行监控和检查，并按规定披露信息，接受社会监督。财政部门、审计部门按各自职责，对基金的收支、管理和投资运营情况实施监督。对虚报冒领、挤占挪用、贪污浪费等违纪违法行为，有关部门按国家有关法律法规严肃处理。要积极探索有村（居）民代表参加的社会监督的有效方式，做到基金公开透明，制度在阳光下运行。

十一、经办管理服务与信息化建设

省（区、市）人民政府要切实加强城乡居民养老保险经办能力建设，结合本地实际，科学整合现有公共服务资源和社会保险经办管理资源，充实加强基层经办力量，做到精确管理、便捷服务。要注重运用现代管理方式和政府购买服务方式，降低行政成本，提高工作效率。要加强城乡居民养老保险工作人员专业培训，不断提高公共服务水平。社会保险经办机构要认真记录参保人缴费和领取待遇情况，建立参保档案，按规定妥善保存。地方人民政府要为经办机构提供必要的工作场地、设施设备、经费保障。城乡居民养老保险工作经费纳入同级财政预算，不得从城乡居民养老保险基金中开支。基层财政确有困难的地区，省市级财政可给予适当补助。

各地要在现有新农保和城居保业务管理系统基础上，整合形成省级集中的城乡居民养老保险信息管理系统，纳入"金保工程"建设，并与其他公民信息管理系统实现信息资源共享；要将信息网络向基层延伸，实现省、市、县、乡镇（街道）、社区实时联网，有条件的地区可延伸到行政村；要大力推行全国统一的社会保障卡，方便参保人持卡缴费、领取待遇和查询本人参保信息。

十二、加强组织领导和政策宣传

地方各级人民政府要充分认识建立城乡居民养老保险制度的重要性，将其列入当地经济社会发展规划和年度目标管理考核体系，切实加强组织领导；要优化财政支出结构，加大财政投入，为城乡居民养老保险制度建设提供必要的财力保障。各级人力资源社会保障部门要切实履行主管部门职责，会同有关部门做好城乡居民养老保险工作的统筹规划和政策制定、统一管理、综合协调、监督检查等工作。

各地区和有关部门要认真做好城乡居民养老保险政策宣传工作，全面准确地宣传解读政策，正确把握舆论导向，注重运用通俗易懂的语言和群众易于接受的方式，深入基层开展宣传活动，引导城乡居民踊跃参保、持续缴费、增加积累，保障参保人的合法权益。

各省（区、市）人民政府要根据本意见，结合本地区实际情况，制定具体实施办法，并报人力资源社会保障部备案。

本意见自印发之日起实施，已有规定与本意见不一致的，按本意见执行。

国务院

2014 年 2 月 21 日

附录5 《国务院关于加快推进残疾人小康进程的意见》

国务院关于加快推进残疾人小康进程的意见

国发〔2015〕7号

各省、自治区、直辖市人民政府，国务院各部委、各直属机构：

残疾人是一个特殊困难群体，需要格外关心、格外关注。长期以来，党和政府高度重视残疾人事业，大力推动残疾人事业与经济社会协调发展，残疾人收入水平较快增长，受教育程度稳步提高，康复服务不断拓展，权益得到有效维护，残疾人生存发展状况显著改善。但是，目前我国8500万残疾人中，还有1230万农村残疾人尚未脱贫，260万城镇残疾人生活十分困难，城乡残疾人家庭人均收入与社会平均水平差距还比较大。没有残疾人的小康，就不是真正意义上的全面小康。保障和改善残疾人民生，加快推进残疾人小康进程，是深入贯彻党的十八大和十八届二中、三中、四中全会精神，全面深化改革、全面推进依法治国的重要举措，是全面建成小康社会、实现共同富裕、促进社会公平正义的必然要求。为加快推进残疾人小康进程，现提出以下意见：

一、总体要求

（一）指导思想。

以邓小平理论、"三个代表"重要思想、科学发展观为指导，健全残疾人权益保障制度，完善残疾人基本公共服务体系，使改革发展成果更多更公平惠及广大残疾人，促进残疾人收入水平大幅提高、生活质量明显改善、融合发展持续推进，让残疾人安居乐业、衣食无忧，生活得更加殷实、更加幸福、更有尊严。

（二）基本原则。

坚持普惠与特惠相结合。既要通过普惠性制度安排给予残疾人公平待遇，保障他们基本的生存发展需求；又要通过特惠性制度安排给予残疾人特别扶助和优先保障，解决他们的特殊需求和特殊困难。

坚持兜底保障与就业增收相结合。既要突出政府责任，兜底保障残疾人基本民生，为残疾人发展创造基本条件；又要充分发挥社会力量和市场机制作用，为残疾人就业增收和融合发展创造更好环境。

坚持政府扶持、社会帮扶与残疾人自强自立相结合。既要加大政府扶持力度、鼓励社会帮扶，进一步解决好残疾人生产生活中存在的突出困难；又要促进残疾人增强自身发展能力，激励残疾人自强自立。

坚持统筹兼顾和分类指导相结合。既要着眼于加快推进残疾人小康进程，尽快缩小残疾人生活状况与社会平均水平的差距；又要充分考虑地区差异，使残疾人小康进程与当地全面小康进程相协调、相适应。

（三）主要目标。

到 2020 年，残疾人权益保障制度基本健全、基本公共服务体系更加完善，残疾人事业与经济社会协调发展；残疾人社会保障和基本公共服务水平明显提高，帮助残疾人共享我国经济社会发展成果。

二、扎实做好残疾人基本民生保障

做好基本民生保障，是解决残疾人基本生活困难，加快残疾人小康进程的必要基础。要进一步完善社会保障制度体系，强化各项保障制度在对象范围、保障内容、待遇标准等方面的有效衔接，在切实保障残疾人基本生活的同时，解决好残疾人的特殊需求和特殊困难。

（一）加大残疾人社会救助力度。对符合城乡最低生活保障条件的残疾人家庭应保尽保，靠家庭供养的成年重度残疾人单独立户的，按规定纳入最低生活保障范围。对纳入特困人员供养范围的残疾人，逐步改善供养条件。对纳入城乡医疗救助范围的残疾人，逐步提高救助标准和封顶线。精神障碍患者通过基本医疗保险支付医疗费用后仍有困难，或者不能通过基本医疗保险支付医疗费用的，应当优先给予医疗救助。社会救助经办机构对于残疾人申请社会救助的，应当及时受理并提供相应便利条件。

（二）建立完善残疾人福利补贴制度。建立困难残疾人生活补贴制度和重度残疾人护理补贴制度。补贴标准要与当地经济社会发展实际和残疾人基本需求相适应，与最低生活保障等制度相衔接。落实低收入残疾人家庭生活用电、水、气、暖等费用优惠和补贴政策。

（三）帮助残疾人普遍参加基本养老保险和基本医疗保险。落实贫困和重度残疾人参加城乡居民基本养老保险、城镇居民医疗保险、新型农村合作医疗个人缴费资助政策，有条件的地方要扩大资助范围、提高资助标准，帮助城乡残疾人普遍按规定加入基本医疗保险和基本养老保险。逐步扩大基本医疗保险支付的医疗康复项目。完善重度残疾人医疗报销制度，做好重度残疾人就医费用结算服务。

（四）优先保障城乡残疾人基本住房。将城镇低收入住房困难残疾人家庭纳入城镇基本住房保障制度。为符合住房保障条件的城镇残疾人家庭优先提供公共租赁住房或发放住房租赁补贴。各地在实施农村危房改造时，同等条件下要优先安排经济困难的残疾人家庭。按照农村危房改造的政策要求，采取制定实施分类补助标准等措施，对无力自筹资金的残疾人家庭等给予倾斜照顾。到2020年完成农村贫困残疾人家庭存量危房改造任务。

三、千方百计促进残疾人及其家庭就业增收

促进城乡残疾人及其家庭就业增收，是提高残疾人生活水平，加快残疾人小康进程的关键举措。要加大帮扶力度，努力帮助每一位有劳动能力和就业意愿的城乡残疾人参加生产劳动，使他们通过劳动创造更加幸福美好的生活。

（一）依法推进按比例就业和稳定发展集中就业。各地要建立用

人单位按比例安排残疾人就业公示制度。除创业 3 年内、在职职工总数不超过 20 人的小微企业外，对达不到比例要求的严格依法征缴残疾人就业保障金；对超比例安排残疾人就业的，按规定给予奖励。各级党政机关、事业单位、国有企业应当带头招录和安置残疾人就业。完善残疾人集中就业单位资格认定管理办法，搭建残疾人集中就业单位产品和服务展销平台，政府优先采购残疾人集中就业单位的产品和服务，培育扶持吸纳残疾人集中就业的文化创意产业基地。通过税收优惠、社会保险补贴、岗前培训补贴，鼓励用人单位吸纳更多残疾人就业。

（二）大力支持残疾人多种形式就业增收。建立残疾人创业孵化机制，残疾人创办的小微企业和社会组织优先享受国家扶持政策，对其优惠提供孵化服务。对符合条件的灵活就业残疾人，按规定给予税费减免和社会保险补贴，有条件的地方可以帮助安排经营场所、提供启动资金支持。政府开发的公益性岗位优先安排符合就业困难人员条件的残疾人。对残疾人辅助性就业机构的设施设备、无障碍改造等给予扶持，吸纳更多精神、智力和重度肢体残疾人辅助性就业。探索残疾人驾驶符合国家标准的小型汽车在符合驾驶和运营安全要求的前提下，提供城乡社区与地铁站及公交站点间的短距离运输服务。

（三）加大农村残疾人扶贫开发力度。落实好《农村残疾人扶贫开发纲要（2011—2020 年）》。把农村贫困残疾人作为重点扶持对象纳入精准扶贫工作机制和贫困监测体系，将农村贫困残疾人生活水平提高和数量减少纳入贫困县考核指标。统筹培训资源，加强培训工作，帮助扶贫对象家庭掌握更多实用技术。加大对农村残疾人扶贫的支持力度，落实好扶贫贷款贴息政策，支持农村残疾人扶贫基地发展和扶贫对象家庭参与养殖、种植、设施农业等增收项目。组织农村贫困残疾人家庭参与合作经济组织和产业化经营，保障残疾人土地承包经营权和土地流转合法收益。

（四）切实加强残疾人就业服务和劳动保障监察。加强全国残疾人就业服务信息网络建设。各级残疾人就业服务机构和公共就业服务机构要免费向残疾人提供职业指导、职业介绍等就业服务，对符合就业困难人员条件的残疾人提供就业援助。残疾人就业保障金对残疾人自主参加的职业培训可以按规定予以补贴。加强劳动保障监察，严肃查处强迫残疾人劳动、不依法与残疾劳动者签订劳动合同、不缴纳社会保险费等违法行为，依法纠正用人单位招用人员时歧视残疾人行为，切实维护残疾人劳动保障权益。

四、着力提升残疾人基本公共服务水平

加强和改进对残疾人的基本公共服务，是改善残疾人生活质量，提高残疾人自我发展能力，加快残疾人小康进程的有力支撑。要进一步健全残疾人基本公共服务体系，强化服务能力，为残疾人融合发展创造更加便利的条件和更加友好的环境。

（一）强化残疾预防、康复等服务。制定实施国家残疾预防行动计划，强化国家基本公共卫生服务，有效控制因遗传、疾病、意外伤害、环境及其他因素导致的残疾发生和发展。逐步建立残疾报告制度，推动卫生计生部门与残联信息共享。建立残疾儿童康复救助制度，逐步实现0—6岁视力、听力、言语、智力、肢体残疾儿童和孤独症儿童免费得到手术、辅助器具配置和康复训练等服务。实施重点康复项目，为城乡贫困残疾人、重度残疾人提供基本康复服务，有条件的地方可以对基本型辅助器具配置给予补贴。建立医疗机构与残疾人专业康复机构双向转诊制度，实现分层级医疗、分阶段康复。依托专业康复机构指导社区和家庭为残疾人实施康复训练，将残疾人社区医疗康复纳入城乡基层医疗卫生机构考核内容。

（二）提高残疾人受教育水平。落实好《特殊教育提升计划（2014—2016年）》及后续行动。特殊教育学校普遍开展学前教育，对残疾儿童接受普惠性学前教育给予资助。切实解决未入学适龄残疾儿童少年义务教育问题，提高残疾人教育普及水平，提升特殊教育教学质量。推行全纳教育，建立随班就读支持保障体系。各地要加大残疾学生就学支持力度，积极推进高中阶段残疾人免费教育；对符合学生资助政策的残疾学生和残疾人子女优先予以资助；建立完善残疾学生特殊学习用品、教育训练、交通费等补助政策。制定实施国家手

语、盲文规范化行动计划，推广国家通用手语和通用盲文，完善残疾考生考试辅助办法。加强特殊教育教师队伍建设，加大对特殊教育学校教师、承担残疾学生教学和管理工作的普通学校教师的培训力度。完善特殊教育教师收入分配激励机制。制定加快发展残疾人职业教育的政策措施，推动发展以职业教育为重点的残疾人高中阶段教育。

（三）强化残疾人服务设施建设。统筹规划城乡残疾人服务设施配套建设，实现合理布局。加强残疾人康复、托养等服务设施建设。推动各县（市、区）建成一批残疾人体育健身示范点，通过社会体育指导员普及一批适合残疾人的体育健身项目。公共文化体育设施和公园等公共场所对残疾人免费或优惠开放，鼓励公共图书馆设立盲人阅览室，配备盲文图书、有声读物和阅听设备。各地对残疾人搭乘公共交通工具，应当根据实际情况给予便利和优惠。

（四）全面推进城乡无障碍环境建设。各地要按照无障碍设施工程建设相关标准和规范要求，对新建、改建设施的规划、设计、施工、验收严格监管，加快推进政府机关、学校、社区、社会福利、公共交通等公共场所和设施的无障碍改造，逐步推进农村地区无障碍环境建设。有条件的地方要对贫困残疾人家庭无障碍改造给予补贴。完善信息无障碍标准体系，逐步推进政务信息以无障碍方式发布、影像制品加配字幕，鼓励食品药品添加无障碍识别标识。鼓励电视台开办手语栏目，主要新闻栏目加配手语解说和字幕。研究制定聋人、盲人特定信息消费支持政策。

五、充分发挥社会力量和市场机制作用

实现残疾人普遍小康，是全社会的共同责任。要在发挥政府主导作用的基础上，充分发挥社会支持作用和市场推动作用，调动更加广泛的社会资源发展残疾人事业，为加快推进残疾人小康进程注入持久动力。

（一）大力发展残疾人慈善事业。鼓励和支持社会公众、社会组织通过捐款捐物、扶贫开发、助学助医等方式，为残疾人奉献爱心，提供慈善帮扶。鼓励以服务残疾人为宗旨的各类公益慈善组织发展，采取公益创投等多种方式，在资金、场地、设备、管理、岗位购买、人员培训等方面给予扶持，引导和规范其健康发展。大力培育"集善工程"等残疾人慈善项目品牌。倡导社会力量兴办以残疾人为服务对象的公益性医疗、康复、特殊教育、托养照料、社会工作服务等机构和设施。

（二）广泛开展志愿助残服务。健全志愿助残工作机制，完善志愿者招募注册、服务对接、服务记录、组织管理、评价激励、权益维护等制度，鼓励更多的人参加志愿助残服务。广泛开展"志愿助残阳光行动""万村千乡市场工程助残扶贫""手拉手红领巾助残"等群众性助残活动。提倡在单位内部、城乡社区开展群众性助残活动，鼓励青少年参与助残公益劳动和志愿服务。

（三）加快发展残疾人服务产业。充分发挥市场机制作用，加快形成多元化的残疾人服务供给模式，更好地满足残疾人特殊性、多样化、多层次的需求。统筹规划残疾人服务业发展，大力发展残疾人服务中小企业，培育一批残疾人服务龙头企业，在用地、金融、价格等方面给予优惠，在人才、技术、管理等方面给予扶持，支持研发具有自主知识产权的技术和产品。以培育推广残疾人服务品牌和先进技术为重点，加大政府采购力度。完善残疾人服务相关职业设置、专业技术人员和技能人员职业能力水平评价办法，加快培养残疾人服务专业人才。鼓励商业保险公司开发适合残疾人的康复、托养、护理等保险产品。扶持盲人读物、残疾人题材图书和音像制品出版。扶持发展特殊艺术，培育残疾人文化艺术品牌。制定残疾人服务行业管理制度，发挥残疾人服务行业组织自律监督作用，营造公平、有序的市场环境。

（四）加大政府购买服务力度。以残疾人康复、托养、护理等服务为重点，逐步建立完善政府购买服务指导性目录，加大政府购买服务力度，强化事前、事中和事后监管，实现政府购买服务对扩大残疾人服务供给的放大效应。

六、加强对推进残疾人小康进程的组织领导

（一）健全组织领导机制。地方各级政府要将加快推进残疾人小康进程纳入重要议事日程，列为政府目标管理和绩效考核内容，主要领导负总责，分管领导具体负责。各级政府残疾人工作委员会要进一步完善工作机制，切实发挥统筹协调和督促落实职能，及时解决突出困难和问题；各成员单位要各司其职、密切配合，形成合力；各级残联要进一步履行好"代表、服务、管理"职能，全心全意为残疾人服务，为实现残疾人小康铺路搭桥。

（二）完善工作保障机制。各级财政要按照支出责任合理安排所需经费，大力推进残疾人小康进程。各地要充分发挥公益慈善组织等社会力量作用，形成多渠道、全方位投入格局。有关政策、资金、项目要重点向中西部地区、农村和基层倾斜。各地要将基层残疾人服务网络纳入以社区为基础的城乡基层社会管理和公共服务平台建设，改善服务条件，增强服务能力。要建立健全残疾人统计调查制度，完善残疾人人口综合信息。推进残疾人证智能化工作。要高度重视残疾人工作者队伍建设，进一步加强教育培训，强化职业素质，增强服务意识，更好地服务残疾人。

（三）强化残疾人权益保障机制。加快推进与残疾人权益保障、残疾人发展紧密相关的残疾人教育、残疾人康复等立法工作，制定完善配套政策和标准体系。完善残疾人权益保障机制，加强残疾人法律救助、法律服务和法律援助；建设全国统一的维权热线、残联系统网上信访工作平台；切实落实主体责任，维护残疾人合法利益诉求。广泛开展普法宣传教育，形成保障残疾人合法权益的良好社会氛围。

（四）做好宣传动员工作。充分利用报刊、广播、电视等媒体和互联网，以群众喜闻乐见的方式，大力弘扬人道主义思想和残疾人"平等、参与、共享"的现代文明理念，在全社会营造理解、尊重、关心、帮助残疾人的良好氛围。鼓励广大残疾人自尊、自信、自强、自立，不断增强自我发展能力，积极参与和融入社会，与全国人民一道共创共享小康社会。

　　各有关部门要根据本意见要求，按照职责和重点任务分工抓紧制定相关配套政策措施。省级人民政府要结合实际制定具体实施方案。国务院残疾人工作委员会要开展残疾人小康进程监测，督促检查本意见落实情况，重大情况及时向国务院报告。国务院将适时组织专项督查。

国务院

2015 年 1 月 20 日

参考文献

中文部分

1. 栗克清等:《河北省精神障碍的现况调查》,《中华精神科杂志》 2007 年第 1 期。

2. 潘国伟等:《辽宁省城乡居民精神疾病流行病学调查》,《中国公共卫生》 2006 年第 12 期。

3. 董爱玲等:《威海市精神疾病流行病学调查》,《临床精神医学杂志》 2008 年第 4 期。

4. 阮冶等:《昆明市精神与行为障碍的流行病学研究》,《现代预防医学》 2010 年第 4 期。

5. 张维熙等:《中国七个地区精神疾病流行病学调查》,《中华精神科杂志》 1998 年第 2 期。

6. 包蕾萍:《生命历程理论的时间观探析》,《社会学研究》 2005 年第 4 期。

7. 李强等:《社会变迁与个人发展:生命历程研究的范式与方法》,《社会学研究》 1999 年第 6 期。

8. 罗小红:《血浓于水:台湾老兵口述史个案研究》,《长沙铁道学院学报(社会科学版)》 2011 年第 2 期。

9. 邓建伟等:《生命历程理论视野中的三峡移民问题》,《株洲师范高等专科学校学报》 2001 年第 1 期。

10. 瞿发林等:《抗精神病药物常见不良反应及处理》,《世界临床药物》 2008 年第 4 期。

11. 姜柏生：《两种医学模式的方法论问题评价》，《医学与哲学》2000 年第 8 期。

12. 黄建始：《落后过时生物医学模式统治我国医疗卫生领域的现状不能再继续下去了（上）》，《健康研究》2009 年第 3 期。

13. 李亚明：《精神病药物的历史命运》，《科学文化评论》2006 年第 2 期。

14. 马宁等：《2010 年中国精神卫生机构和床位资源现状分析》，《中国心理卫生杂志》2012 年第 12 期。

15. 高士元等：《不同人群对精神病的态度》，《中国心理卫生杂志》2001 年第 2 期。

16. 梁笛等：《我国精神障碍医疗保险政策现状分析》，《中国卫生政策研究》2011 年第 7 期。

17. 张国芳等：《2345 名综合医院医务人员精神卫生知识知晓率的调查》，《上海精神医学》2005 年第 S1 期。

18. 韩慧琴：《昆明市普通人群精神卫生知识知晓率调查》，《中国健康心理学杂志》2008 年第 11 期。

19. 孙霞等：《中国北方两地城乡居民常见精神卫生知识知晓情况现况调查》，《中国心理卫生杂志》2009 年第 10 期。

20. 杨镇等：《精神分裂症的经济负担研究》，《中国卫生经济》2003 年第 2 期。

21. 黄源等：《精神分裂症的疾病经济负担：基于广州医保数据的分析》，《中国卫生经济》2014 年第 5 期。

22. 翟金国等：《湘鲁两个医疗机构精神分裂症患者经济负担的调查》，《中华精神科杂志》2007 年第 1 期。

23. 翟金国等：《山东省某地区抑郁症患者的经济花费调查》，《中国神经精神疾病杂志》2008 年第 3 期。

24. 韦盛中等：《酒精所致精神障碍住院患者的经济负担调查》，《中华行为医学与脑科学杂志》2011 年第 8 期。

25. 李学海等：《上海地区精神疾病患者肇事肇祸的现状分析》，《上海精神医学》2007 年第 6 期。

26. 宋立升:《精神病患者对家庭的影响:家庭负担》,《国外医学精神病学分册》1991 年第 4 期。

27. 杨晓斌等:《云南基诺族精神分裂症患病率的 30 年随访研究》,《中国神经精神疾病杂志》2011 年第 8 期。

28. 任赐儿等:《社区精神病人家庭管理的思考》,《残疾人研究》2012 年第 3 期。

29. 高隽等:《精神分裂症患者对家庭和其他家庭成员的影响》,中国科协年会论文,北京,2006 年。

30. 乔倩倩等:《"抗逆力"研究现状述评与展望》,《社会工作》2014 年第 5 期。

31. 图雅:《我国精神卫生工作发展策略及国内外比较研究》,《卫生软科学》2008 年第 2 期。

32. 严和骏:《法国精神病分区治疗概况介绍》,《上海精神医学》2007 年第 2 期。

33. 曹连元等:《法国精神卫生服务的管理及其机构设置》,《中国临床康复》2005 年第 20 期。

34. 王祖承等:《欧美 10 国精神卫生工作的现状》,《精神医学》2000 年第 S1 期。

35. 谭友果等:《美国精神卫生体系的概况及对我国精神卫生工作的启示》,《四川医学》2008 年第 4 期。

36. 信春鹰:《中华人民共和国精神卫生法解读》,中国法制出版社 2012 年版。

37. 肖水源:《精神卫生服务评估的基本框架》,《中国心理卫生杂志》2010 年第 12 期。

38. 杜宝贵:《公共政策资源的配置与整合论纲》,《广东行政学院学报》2012 年第 5 期。

39. 杨芳芳:《浅析福柯的〈疯癫与文明〉》,《学理论》2012 年第 20 期。

40. 赵秀荣:《17—19 世纪英国关于疯人院立法的探究》,《世界历史》2013 年第 5 期。

41. 刘琪：《作为物的身体和作为疾病的疯癫——读〈疯癫与文明〉》，《西北民族研究》2006 年第 1 期。

42. 黄晖：《疯癫的沉默与理性的独白——解读福柯的〈疯癫与文明〉》，《法国研究》2010 年第 1 期。

43. 张金钟：《医学模式转变在实践上为何滞后》，《医学与哲学》1996 年第 7 期。

44. 周缘园：《"福利多元主义"的兴起——福利国家到福利社会的转变》，《理论界》2013 年第 6 期。

45. 梁笛等：《我国精神障碍医疗保险政策现状分析》，《中国卫生政策研究》第 4 卷第 7 期。

46. 何学松等：《精神卫生法给社区精神卫生带来的转变》，《中华全科医师杂志》2014 年第 4 期。

47. 曾毅等：《我国近年来出生性别比升高原因及其后果分析》，《人口与经济》1993 年第 1 期。

48. 王钦池：《出生人口性别比周期性波动研究——兼论中国出生人口性别比的变化趋势》，《人口学刊》2012 年第 3 期。

49. 石人炳：《我国出生性别比变化新特点——基于"五普"和"六普"数据的比较》，《人口研究》第 37 卷第 2 期。

50. 王跃生：《中国城乡家庭结构变动分析——基于 2010 年人口普查数据》，《中国社会科学》2013 年第 12 期。

51. 张秀兰等：《社会抗逆力：风险管理理论的新思考》，《中国应急管理》2013 年第 3 期。

52. 国家卫生和计划生育委员会：《2013 中国卫生和计划生育统计年鉴》，中国协和医科大学出版社 2013 年版。

53. ［美］爱德华·肖特：《精神病学史：从收容院到百忧解》，韩健平等译，上海科学教育出版社 2008 年版。

54. ［澳］普雷斯顿等主编：《现代社区精神医学》，人民军医出版社 2009 年版。

55. ［美］格伦·H·埃尔德：《大萧条的孩子们》，田禾等译，译林出版社 2002 年版。

56. ［美］弗洛玛·沃希:《家庭抗逆力》, 朱眉华译, 华东理工大学出版社 2010 年版。

英文部分

1. World Health Organization, "The world health report 2001 – Mental Health: New Understanding, New Hope," (http: //www. who. int/ whr/2001/en/).

2. Wai – Tong Chien, Sally WC Chan, "The perceived burden among Chinese family caregivers of people with schizophrenia," *Journal of Clinical Nursing*, Vol. 16, No. 6.

3. Wan – jun Guo, Chi – yi Hu, Xu – dong Zhao, "Mental illness in China," *Lancet*, Vol. 374, No. 9695.

4. Sing Lee, "Mental illness in China," *Lancet*, Vol. 374, No. 9695, 2009.

5. Adley Tsang, "Mental illness in China," *Lancet*, Vol. 374, No. 9695, 2009.

6. Michael R Phillips, Jingxuan Zhang, Qichang Shi, Zhiqiang Song, Zhijie Ding, Shutao Pang, Xianyun Li, Yali Zhang, Zhiqing Wang, "Prevalence, treatment, and associated disability of mental disorders in four provinces in China during 2001 – 05: an epidemiological survey," *Lancet*, Vol. 373, No. 9680, 2009.

7. Bernice A. Pescosolido, Eric R. Wright, Margarita Alegría, Mildred Vera, "Social networks and patterns of use among the poor with mental health problems in Puerto Rico," *Medical Care*, Vol. 36, No. 7, 1998.

8. Philip J. Leaf, Martha M. Livingston, Gary L. Tischler, Myrna M. Weissman, Charles E. Holzer, Ⅲ and Jerome K. Myers, "Contact with health professionals for the treatment of psychiatric and emotional problems," *Medical Care*, Vol. 23, No. 12, 1985.

9. Ronald Andersen, Lu Ann Aday, "Access to Medical Care in the U. S. Realized and Potential," *Medical Care*, Vol. 16, No. 7, 1978.

10. David Mechanic, "Sociological dimensions of illness behavior," *Social*

Science & Medicine, Vol. 41, No. 9, 2009.

11. Kay Etheridge, Leah Yarrow, Malcolm Peet, "Pathways to care in first episode psychosis," *Journal of Psychiatric & Mental Health Nursing*, Vol. 11, No. 2, 2004.

12. Philip J. Leaf, Gary L. Tischler, Daniel H. Freeman, Myrna M. Weissman, Jerome K. Myers, "Factors affecting the utilization of specialty and general medical mental health services," *Medical Care*, Vol. 26, No. 1, 1988.

13. Allan Horwitz, "Social Networks and Pathways to Psychiatric Treatment," *Social Forces*, Vol. 56, No. 1, 1977.

14. Ronald Andersen, John F. Newman, "Societal and Individual Determinants of Medical Care Utilization in the United States," *The Milbank Memorial Fund Quarterly Health and Society*, Vol. 51, No. 1, 1973.

15. Michael Shepherd, "Mental Disorder and Primary Care in the United Kingdom," *Journal of Public Health Policy*, Vol. 4, No. 1, 1983.

16. Horacio Fabrega, "Toward a Model of Illness Behavior," *Medical Care*, Vol. 11, No. 6.

17. David Goldberg, Jane J. Steele, Alan Johnson, Charles Smith, "Ability of primary care physicians to make accurate ratings of psychiatric symptoms," *Archives of General Psychiatry*, Vol. 39, No. 7, 1982.

18. Bernice A. Pescosolido, Eric R. Wright, Margarita Alegría and Mildred Vera, "Social networks and patterns of use among the poor with mental health problems in Puerto Rico," *Medical Care*, Vol. 36, No. 7, 1998.

19. Ronald Andersen, John F. Newman, "Societal and Individual Determinants of Medical Care Utilization in the United States," *The Milbank Memorial Fund Quarterly Health and Society*, Vol. 51, No. 1, 1983.

20. Michael H. Stone, *Healing the Mind: A History of Psychiatry from Antiquity to the Present*, W. W. Norton & Company, 1997, p. 391.

21. Michael R Phillips, Jingxuan Zhang, Qichang Shi, Zhiqiang Song,

Zhijie Ding, Shutao Pang, Xianyun Li, Yali Zhang, Zhiqing Wang, "Prevalence, treatment, and associated disability of mental disorders in four provinces in China during 2001 – 05: an epidemiological survey," *Lancet*, Vol. 373, No. 9680, 2009.

22. The WHO World Mental Health Survey Consortium, "Prevalence, Severity, and Unmet Need for Treatment of Mental Disorders in the World Health Organization World Mental Health Surveys," *JAMA*, Vol. 291, No. 21.

23. Nicolas Rüsch, Patrick W Corrigan, Abigail Wassel, Patrick Michaels, Jonathon E Larson, Manfred Olschewski, Sandra Wilkniss and Karen Batia, "Self – stigma, group identification, perceived legitimacy of discrimination and mental health service use," *British Journal of Psychiatry the Journal of Mental Science*, Vol. 195, No. 6, 2009.

24. Ramin Mojtabai, "Mental illness stigma and willingness to seek mental health care in the European Union," *Social Psychiatry & Psychiatric Epidemiology*, Vol. 45, No. 7, 2010.

25. David Kingdon, Tonmoy Sharma, Deborah Hart, "What attitudes do psychiatrists hold towards people with mental illness?" *Psychiatric Bulletin*, Vol. 28, No. 11, 2004.

26. Jan Horsfall, Michelle Cleary RN, Glenn E. Hunt, "Stigma in mental health: clients and professionals," *Issues in Mental Health Nursing*," Vol. 31, No. 7, 2010.

27. World Health Organization, "The global burden of disease: 2004 update," (http: //www. who. int/healthinfo/global_ burden_ disease/ 2004_ report_ update/en/) .

28. Gonghuan Yang, Yu Wang, Yixin Zeng, George F Gao, Xiaofeng Liang, Maigeng Zhou, Xia Wan, Shicheng Yu, Yuhong Jiang, Mohsen Naghavi, Theo Vos, Haidong Wang, Alan D Lopez, Christopher J L Murray, "Rapid health transition in China, 1990—2010: findings from the Global Burden of Disease Study 2010," *Lancet*, Vol. 381, No.

9882, 2013.

29. Michael R. Phillips, Gonghuan Yang, Shuran Li, Yue Li, "Suicide and the unique prevalence pattern of schizophrenia in mainland China: a retrospective observational study," *Lancet*, Vol. 364, No. 9439, 2004.

30. Haya Ascher – Svanum, Allen W Nyhuis, Douglas E Faries, Daniel E Ball, Bruce J Kinon, "Involvement in the US criminal justice system and cost implications for persons treated for schizophrenia," *BMC Psychiatry*, Vol. 10, 2010.

31. Roshni Mangalore, Martin Knapp, "Cost of schizophrenia in England," *Journal of Mental Health Policy & Economics*, Vol. 10, No. 1, 2007.

32. Johannes Jungbauer, Bettina Wittmund, Sandra Dietrich, Matthias C Angermeyer, "Subjective burden over 12 months in parents of patients with schizophrenia," *Archives of Psychiatric Nursing*, Vol. 17, No. 3, 2003.

33. Anniqa Foldemo, Mats Gullberg, Anna – Christina Ek, Lennart Bogren, "Quality of life and burden in parents of outpatients with schizophrenia," *Social Psychiatry & Psychiatric Epidemiology*, Vol. 40, No. 2, 2005.

34. Michael Rutter, "Resilience in the face of adversity. Protective factors and resistance to psychiatric disorder," *British Journal of Psychiatry the Journal of Mental Science*, Vol. 147, No. 6, 1985.

35. H. Richard Lamba, "Deinstitutionalization at the beginning of the new millennium," *New Directions for Mental Health Services*, Vol. 2001, No. 90, 2001.

36. Walid Fakhoury, Stefan Priebe, "Deinstitutionalization and reinstitutionalization: major changes in the provision of mental healthcare," *Psychiatry – interpersonal & Biological Processes*, Vol. 6, No. 8, 2007.

37. David Mechanic, David A. Rochefort, "Deinstitutionalization: An Appraisal of Reform," *Annual Review of Sociology*, Vol. 16, No. 1, 1990.

38. Walid Fakhoury, Stefan Priebe, "Deinstitutionalization and reinstitutionalization: major changes in the provision of mental healthcare," *Psychiatry – interpersonal & Biological Processes*, Vol. 6, No. 8, 2007.

39. Michael R. Phillips, "Can China's new mental health law substantially reduce the burden of illness attributable to mental disorders?" *Lancet*, Vol. 381, No. 9882, 2013.

40. William A. Anthony, "Recovery from mental illness: The guiding vision of the mental health service system in the 1990s," *Psychosocial Rehabilitation Journal*, Vol. 16, No. 4.

41. James S. House: *Work, Stress and Social Support*, MA: Addison – Wesley Educational Publishers Inc, 1981.

42. James S. House, Robert L. Kahn, Jane D. McLeod, David Williams: "*Measures and concepts of social support*", in Sheldon Cohen (Editor), S. Leonard Syme (Editor), *Social Support and Health*, San Diego: Academic Press, 1985.

43. Kay Etheridge, Leah Yarrow, Malcolm Peet, "Pathways to care in first episode psychosis," *Journal of Psychiatric & Mental Health Nursing*, Vol. 11, No. 2, 2004.

44. Michael Kent Ranson, "Reduction of catastrophic health care expenditures by a community – based health insurance scheme in Gujarat, India: current experiences and challenges," (http://apps.who.int/iris/bitstream/10665/71270/1/bu1325.pdf).

45. Steve Russell, "The economic burden of illness for households in developing countries: a review of studies focusing on malaria, tuberculosis, and human immunodeficiency virus/acquired immunodeficiency syndrome," *American Journal of Tropical Medicine & Hygiene*, Vol. 2, No. 2 (suppl), 2004.